BULA DO BEBÊ

QUEM DISSE QUE NÃO EXISTIA?

Dra. Liane Prudencio

Bula do Bebê

Quem Disse Que Não Existia?

Finalmente disponível um manual do usuário
adaptável a quase todos os modelos de bebê

semente editorial
Rio de Janeiro, 1ª edição
primavera / 2016

© 2016 by Liane Prudencio

1ª edição novembro 2016
Direitos desta edição reservados à
semente editorial ltda.

Av. José Maria Gonçalves, 38 – Patrimônio da Penha
29590-000 Divino de São Lourenço/ES
Tel.: (28) 9 9999.8289

Rua Soriano de Souza, 55 casa 1 – Tijuca
20511-180 Rio de Janeiro/RJ
Tel.: (21) 9 8207.8535

contato@sementeeditorial.com.br
www.sementeeditorial.com.br

Produção Editorial: Estúdio Tangerina
Preparação de Originais: Constantino Kouzmin-Korovaeff
Revisão: Mirian Cavalcanti, Mônica Figueiredo
Projeto Gráfico, Capa e Diagramação: Lara Kouzmin-Korovaeff
Ilustração da Capa: Angelo Henrique
Editor Responsável: Constantino Kouzmin-Korovaeff e
Lara Kouzmin-Korovaeff

P971b

Prudencio, Liane, 1968-
    Bula do bebê : quem disse que não existia! / Dra.
Liane Prudencio; Il. Angelo Henrique - 1. ed. - Divino de
São Lourenço, ES : Semente Editorial, 2016.
    178 p. ; 21 cm ; il.

    ISBN 978-85-63546-43-2
    1. Recém-nascidos - Cuidado e tratamento. 2. Recém-nascidos
- Desenvolvimento. 3. Neonatologia. 4. Pediatria. 5. Pais. I. Título.

CDD: 649

Dedico este livro à memória de minha irmã Shirley, que me deixou como legado sua determinação e alegria de viver. Para ela, escrever era um prazer e seu sonho era publicar um livro. Pois, sem querer, me vi construindo este projeto, que se transformou num livro. E tenho a certeza de que sua luz me guiou em cada palavra que escrevi.

Dedico também esse meu trabalho à minha filha, Laís, que, com toda sua ternura, me ajudou a moldar minha conduta como pediatra, ensinando-me a ser, compreender e amar como mãe. Com isso, consigo entender e me relacionar melhor com meus pacientes e suas famílias.

Esse será meu legado a todos os pais e mães que precisarem de orientações e palavras de estímulo e apoio.

*Para mim é uma realização,
para você era um sonho...*

Sumário

Prefácio, 15

Introdução, 19

O pediatra e a consulta pediátrica, 25
- O pediatra, 25
- A consulta pediátrica, 29

Os pais e as mães, 35
- Os pais, 35
- As mães, 37
- Pais e mães, 40

A primeira consulta do bebê, 43

Informações de segurança, 53

Medidas de segurança, 57
- Passeio, 57
- Banho de sol, 58
- Banho do bebê, 58
- Higiene das orelhas, 62
- Higiene do nariz, 62
- Higiene dos olhos, 63

Cuidados com o umbigo, 64
Cuidados com as unhas, 65
Modo de vestir, 66
Troca de fraldas, 68
Controle ambiental, 71
Prevenção de acidentes, 72

CONHEÇA SEU PRODUTO, 77
Seu bebê passo a passo, 78
Pele, 79
Cabeça, 81
Olhos, 82
Nariz, 83
Boca, 83
Orelhas, 84
Pescoço, 85
Tórax, 86
Mama, 86
Abdome / umbigo, 86
Genitália, 87
Membros – pernas e braços, 88
Região glútea (bumbum), 89

FUNÇÕES BÁSICAS, 91
Urina, 91
Fezes, 91
Regurgitação, 93
Sono, 95
Visão, 99
Olfato, 100
Audição, 100
Temperatura do corpo, 101
Reflexos, 102

TRANSTORNOS COMUNS, 105
Bebês soluçam!, 105
Bebês engasgam!, 106
Bebês nem sempre evacuam todos os dias!, 107
Bebês espirram!, 107
Bebês ficam amarelos!, 108
Bebês golfam e às vezes vomitam pelo nariz!, 109
Bebês podem nascer com fratura de clavícula!, 109
Bebês podem nascer com dentes!, 110
Bebês podem ter febre!, 110
Bebês podem apresentar anormalidades congênitas!, 111

SOLUÇÃO DE PROBLEMAS, 115
  Cólicas do recém-nato, 115
  Choro, 118
  Dúvidas frequentes, 121

MANUTENÇÃO, 129
  Vacinação, 129
  Testes de triagem neonatal, 131
  Puericultura, 134

AMAMENTAÇÃO, 137
  Vantagens para o bebê, 138
  Vantagens para a mãe, 138
  Ambiente, 139
  Higiene do seio, 139
  Horário, duração e intervalos das mamadas, 139
  Posição, 140
  Revezamento, 149
  Volume do leite, 149
  Interrupção, 150
  Arroto, 150
  Dúvidas sobre aleitamento materno, 151

Técnica de ordenha, 153
Armazenamento do leite humano (para as mães que trabalham fora), 153
Dicas importantes, 154
Bancos de leite, 155
Fórmulas infantis (aleitamento artificial), 156

RECOMENDAÇÕES GERAIS, 159

INFORMAÇÕES ADICIONAIS, 161
Comportamento dos bebês, 161
Desenvolvimento dos bebês, 162
Humor das puérperas (novas mamães), 163
Acreditar em quem ou em quê?, 164
Comunicação com o pediatra, 166
Licença-maternidade/paternidade, 167

TERMO DE RESPONSABILIDADE, 171
TERMO DE GARANTIA, 173
AGRADECIMENTOS, 177

Agora podemos dizer que bebê pode vir com bula! É ou não é imperdível?

Prefácio
Sonia Costa da Silva

Um bebê nasce e depara-se com um universo novo e estranho para ele, onde as bases da sua sobrevivência mudam radicalmente. Aliado a isso, seu corpo adquire novas funções, mesmo sem estar capacitado para exercê-las em sua plenitude. E, sem saber bem como, ele tenta se adaptar aqui e ali às sucessivas evoluções e modificações que ocorrem. Os sentidos afloram... A luz, o som, os cheiros...

Novas necessidades passam a existir: a respiração, a alimentação, a eliminação dos produtos de sua ingestão, o controle de sua temperatura. Tudo assustador!!!

A mãe dá a luz ao filho que outrora carregava em seu ventre totalmente protegido, nutrido, acolhido. De repente depara-se com um bebê em seus braços: pequeno, indefeso, carente, faminto e... choroso. E agora? O que fazer?

Como entendê-lo, ajudá-lo, supri-lo em suas necessidades? Como fazer com que se desenvolva de forma adequada e atinja plenamente seu potencial? Sem dúvida, essas são algumas das perguntas que toda mulher faz quando está diante da maternidade.

Recém-nascidos são exemplares únicos que não vêm com bula ou manual de instrução. E, ainda por cima, são todos diferentes... Cada criança traz em si peculiaridades e singularidades. Caixinhas de surpresas a serem desvendadas ao longo do seu desenvolvimento. Nessa jornada, a presença de um profissional especializado é essencial para acompanhar o desenvolvimento do novo ser.

Neste livro, a autora – pediatra de profissão, coração e alma –, através de vocação e muita, muita prática, vem esclarecer dúvidas, aplacar inseguranças e permitir que a relação mãe-bebê se inicie e mantenha em equilíbrio e tranquilidade. Liane Prudencio exerce a puericultura com maestria e enlevo, desempenhando a função com tino apurado, sensibilidade e dedicação intensas. Sua intervenção garante segurança à família que acabou de se estabelecer.

Ela fornece um livro-guia, atualizado, prático e de fácil entendimento, onde aquelas dúvidas que apavoram as mães são esclarecidas com simplicidade, através de uma leitura gostosa, fluida e repleta de informações objetivas e diretas. É para ser usado tanto antes e após o nascimento, como também durante o desenvolvimento de seu bebê.

Um livro que fortalece a intuição materna, restitui a confiança e contribui para uma melhor formação do presente e do futuro do bebê, pois abrange tanto situações usuais e corriqueiras quanto aquelas que deixariam qualquer mãe sobressaltada, delimitando o que pode ser considerado uma ocorrência de rápida resolução ou algo que deva ser mais bem investigado.

E ainda está recheado de recadinhos atenciosos, cheios de gentilezas e delicadezas, que só fazem aquecer o coração materno.

Agora podemos dizer que bebê pode vir com bula! É ou não é imperdível?

*Sonia Costa da Silva**

*médica pediatra que conviveu profissionalmente com a escritora por diversos anos.

Quando nasce um bebê,
Nasce uma mãe!
(Osho)

INTRODUÇÃO

Bebês

Enquanto são gerados, quanta expectativa! Enxoval, exames de laboratório, ultrassonografia morfológica, cardiotocografia, vitaminas, chá de bebê, estoque de fraldas, obstetra, escolha da maternidade, lembrancinhas... ufa!!! A chegada do bebê é um evento de muita alegria e comemoração. É como adquirir um bem muito sonhado.

Mas, e agora? De repente os pais dão-se conta de que esqueceram o principal: "Como funciona o bebê?"

Ninguém se lembra desse "probleminha" até o primeiro choro ou a mamada inaugural. É impossível manter-se tranquilo diante daquela "pessoinha" de aparência frágil, seja chorando compulsivamente ou simplesmente dormindo. Quem nunca parou para pensar: "Será que está respirando?"

Como pais, mães e avós aflitos diante de um bebê recém-saído da barriga podem diferenciar o normal do anormal? Um bebê tem muitas particularidades com as quais nós, adultos, não estamos acostumados. Como distingui-las de verdadeiros problemas ou doenças?

Entra aí a figura do pediatra. Um ser humano adulto com o dom "divino" de conhecer os bebês somente pela troca de olhares, cheiros, gestos e balbucios, e – por que não? – de choros.

Fala-se muito sobre doenças, sobre anormalidades, mas... E o habitual? E o normal?

O pediatra conhece o normal e o habitual, portanto é quase sempre capaz de filtrar para a família as anormalidades e guiá-la nesse novo desafio de ajudar um bebê a tornar-se uma criança, um adolescente e um adulto saudável. Por isso, a consulta pediátrica logo após o nascimento é muito esperada. Todos querem ouvir o que esse profissional tem a dizer. Dúvidas são muitas e, para tal, existe sempre uma lista elaborada cuidadosamente pela mãe, de forma que nada fique para trás.

Como pediatra, tento mostrar à família minha compreensão diante de tantas dúvidas (para nós banais; para vocês, não). Procuro sempre me disponibilizar a responder suas listas quilométricas com a maior paciência e carinho. Para deixar todos mais à vontade, utilizo com frequência a mesma frase: "É complicado, eu sei, pois os bebês não vêm com bula, nem tampouco com manual de instruções".

Tomando por base essa afirmação, decidi auxiliar a todos: pais, mães, avós, avôs, madrinhas, padrinhos, tios, tias, irmãos, irmãs, babás e até mesmo os próprios colegas pediatras, que poderão abreviar seus discursos nessas tão longas consultas de puericultura que ocorrem durante os primeiros meses de vida. A propósito, prometo explicar o que significa puericultura.

O foco deste livro, portanto, é o bebê recém-nascido, em seus primeiros 28 dias de vida, com suas características habituais que aos olhos clínicos são normais, porém sob a visão familiar parecem estranhas e passíveis de gerar ou significar complicação. As dúvidas da família prolongam-se pelos dois primeiros anos, pelos períodos pré-escolar e escolar, pré-adolescência e adolescência, mas aí já é outro capítulo. Ou outro livro...

Não tenho a pretensão de falar sobre tudo, mas de minimizar, até a data tão esperada da consulta pediátrica, a ansiedade diante de cada descoberta. Não proponho tratamentos, não vou dar diagnósticos clínicos mágicos, pois o diagnóstico deve acontecer única e exclusivamente dentro do consultório pediátrico, onde o exame clínico mostra-se soberano.

Na primeira parte, abordo o perfil do pediatra e a importância da escolha do profissional médico que será responsável pelo cuidado do bebê. Como deve transcorrer a consulta e o relacionamento entre pais e pediatra.

Em seguida, procuro descrever os aspectos gerais do recém-nascido, para que vocês conheçam cada pedacinho do seu bebê. Tentarei tornar essa descoberta agradável, sem os sustos e torrentes de dúvidas que em geral costumam acompanhá-la. Será um passo a passo, seguido da narrativa e de sugestões para solucionar os transtornos mais comuns, assim como um guia de "como fazer", indicando procedimentos habituais realizados pela família, que, sem instruções, acaba realizando-os de modo instintivo.

Este manual pode ser lido pelos pais nos momentos que antecedem o nascimento do bebê, ou também aproveitando as noites em claro em que se revezam no cuidado do bebê e – sobretudo – nas horas de aperto. Não existe aqui a intenção de acabar com as listas de dúvidas levadas às consultas, mas de reduzi-las e acalmar a todos nesse período de adaptação mútua que sucede o parto. Bebê adaptando-se à nova realidade e ambiente, desenvolvendo seus sentidos e amadurecendo seus órgãos e sistemas. Pais enquadrando-se ao novo contexto de vida, englobando esse pequeno membro recém-chegado à família.

Apesar de muito abrangente, será uma viagem curta, objetiva, esclarecedora e prazerosa .

Já se deram conta da magia da natureza?
Um bebê tão pequeno e indefeso irá
crescer e tornar-se alguém como nós.
Melhor caprichar em tudo!

CADA DIA É UMA NOVA VIDA,
UMA NOVA EXPERIÊNCIA.

O PEDIATRA E A CONSULTA PEDIÁTRICA

O pediatra

Um "anjo" de jaleco branco – munido de estetoscópio, termômetro, otoscópio, lanterna, abaixador de língua – e mãos hábeis que examinam (ou catucam, como digo aos meus bebês) uma pessoinha indefesa, trazendo à tona seus mais íntimos incômodos, interpretando-os abençoadamente com a calma mantida, o semblante sorridente, voz mansa e destreza no manuseio. Quão esperado é o momento em que este anjo termina o exame e senta-se diante da família, à mesa do consultório, para explanar sobre a saúde do seu mais novo membro!

Essencial a ele é ouvir atentamente a família. Os pais, com toda a sua insegurança, outras vezes experiência, observam cada detalhe do seu bebê. Cada choro, movimento diferente, ruído, eliminação (urina e fezes), alteração na pele ou até mesmo no olhar, é registrado por esses sentinelas sempre atentos. Infeliz do pediatra que não considerar com seriedade suas queixas, pois nelas, muitas vezes, está estampado o diagnóstico da criança. Coitados também dos pais que não confiam e não ouvem seus instintos e não usam a intuição para cuidar do seu bebê. As avós modernas são cautelosas e preferem reciclar seus conhecimentos antes de emitir muitas opiniões. "No meu tempo era assim... agora não sei mais, a senhora é que vai me dizer", comentam durante a consulta. Na verdade, creio que tentam nos testar como profissionais, afinal estaremos cuidando de seu pequeno tesouro: seu netinho ou sua netinha que acabou de nascer.

O pediatra pode ser muito bom profissional, mas não pode ver tudo o que ocorre no dia a dia do bebê, portanto não pode atuar todo o tempo em seu auxílio. Na era da telefonia móvel, do WhatsApp, existe uma nova cultura de pedir autorização para tudo. Antigamente não existiam telefones celulares; os pais usavam mais sua intuição, e os bebês ficavam muito bem. Tenho o hábito de dizer aos pais de meus pequeninos: "Obedeçam-me em 70%, nos outros 30% baseiem-se no bom senso e na vivência diária com *seu bebê*". Cada bebê tem características peculiares, diferentes de outros, inclusive irmãos. Que o digam os pais de gemelares, ou com a prole mais numerosa, que sabem como são distintas as necessidades e a evolução de cada bebê durante o crescimento e desenvolvimento.

Então, como escolher um profissional à altura de cuidar do "embrulhinho de gente" que chega à consulta no colo aconchegante da família para ser-lhe entregue em confiança para avaliar, diagnosticar, tratar, orientar – e não será exagero dizer –, saber de *tudo* sobre a vida do bebê e da família?

Um pediatra não é só um médico.

Ele é um *confessor*, a quem são revelados os pecadinhos cometidos ao longo do mês, na ansiedade de que ele os perdoe. E às vezes ouve-se uma enorme bronca do profissional! Por quê? Quem não peca? Nada de lições de moral grosseiras! O que a família precisa é de orientações, sugestões e críticas, sim, porém construtivas. Afinal, tudo que é feito, o é sempre com a melhor das intenções, portanto cabem ajustes, não puxões de orelha.

O pediatra é também um *amigo*. A família revela seus segredos, confidencia dúvidas e evoluções do desenvolvimento do bebê, compartilhando-os como faria com seus melhores amigos. O pediatra, receptivo, questiona sobre os detalhes do dia a dia, sintomas, "gracinhas" e, assim, "trocam figurinhas".

Psicólogo nas horas de conflitos familiares, de estabelecer limites e orientar sobre a educação. Atua muitas vezes como médico da família, orientando sobre várias dúvidas relacionadas à saúde de familiares e amigos. Participa das dores e perdas, oferecendo palavras de conforto e sua sabedoria.

Mas o pediatra desempenha ainda o papel de *herói* ou *heroína*, trazendo a cura para o corpo do bebê e para a alma da família.

E como, então, se escolhe um *herói*? Será melhor um mais velho e experiente, um mais novo com conhecimentos recentes e modernos, o pediatra da mãe ou do pai do bebê, o indicado pelos amigos de confiança, aquele bem falado na internet ou no Facebook, ou simplesmente aquele do livro do plano de saúde? Alguém sábio e conservador, altivo e graduado no exterior, ou atento, receptivo, simpático e que fale numa linguagem que os pais entendam? Enfim, quase impossível juntar todos esses requisitos em um único ser. O importante é agir como o coração mandar e aguardar esse primeiro contato para ver se há um entendimento mútuo.

Empatia! Se não acontecer, não hesite em tentar novamente. Isso é muito importante, pois esse profissional fará *quase* parte da família, num relacionamento que envolve encontros periódicos, telefonemas e várias intercorrências.

Não cometam, entretanto, o erro de ir a vários, pois cada qual terá uma conduta, dificultando sua vida e interferindo negativamente na saúde do bebê. Insistam em tentar criar um vínculo de confiança com um único profissional, evitando trocar de pediatra toda hora. Para nós, profissionais, é complicado dar seguimento à conduta alheia, e modificar tudo pode, por vezes, parecer antiético.

Não deixem que sua aflição os faça trocar o acompanhamento pediátrico ambulatorial por consultas sucessivas em emergências.

A consulta com o pediatra

Uma consulta pediátrica deve gerar confiança e empatia. O médico que vocês escolheram deve ser capaz de esclarecer todas as dúvidas que lhes causam preocupações e estar pronto para orientar sobre os cuidados necessários ao adequado crescimento e desenvolvimento de seu filho.

Para isso, ele espera de vocês a colaboração necessária para que ambos atinjam o resultado que se deseja. Portanto, forneçam informações detalhadas, porém relevantes, e mantenham um relacionamento cordial e permanente. Façam de suas consultas um motivo de satisfação, uma oportunidade para adquirir novos conhecimentos e trocar ideias.

Seu filho deve ir ao pediatra para que este acompanhe seu crescimento e desenvolvimento, e não só quando está doente. As consultas de acompanhamento e orientações recebem o nome de consultas de puericultura (estudo do desenvolvimento da criança), e devem seguir o intervalo de tempo recomendado pelo médico, dependendo de cada caso, mas habitualmente uma vez por mês, até 1 ano de idade.

De modo geral, após 7 a 15 dias do nascimento o neonatologista ou pediatra faz uma primeira avaliação pós-parto. Nessa consulta verificam-se as condições gerais de vitalidade do bebê, ou seja, se há alguma alteração em suas funções ou anatomia, que possa comprometer sua vida de algum modo. Faz-se um exame físico minucioso, buscando verificar qualquer anormalidade relevante o mais precocemente possível. Isso porque na hora do nascimento o exame clínico é mais objetivo e rápido, deixando por vezes detalhes para posterior análise. A avaliação pondero-estatural (peso, altura e outras medidas) também é de extrema importância, demonstrando o rendimento inicial do bebê e a eficácia do aleitamento em curso.

Para os pais, tudo é relevante. Não tenham vergonha de fazer uma lista de dúvidas. Nós pediatras estamos acostumados. Por isso as consultas são habitualmente mensais, pois são muitos esclarecimentos e orientações para um encontro apenas. Levando em conta esse fato, não tenham a pretensão de sanar todas as dúvidas de uma só vez! Além do que, lembrem-se de que o pediatra não é só seu, e que outra família está do lado de fora, ansiosa, aguardando sua vez.

O atraso a uma consulta médica atrapalha o atendimento a outras pessoas. Da mesma forma, chegar muito adiantado também pode causar transtorno nas acomodações e horários de funcionamento do consultório. Portanto, programem-se para chegar na hora marcada. Um atraso do médico durante a consulta geralmente significa que outra criança precisou de uma atenção diferenciada, ou atendimento de urgência em um horário prévio. Caso seu filho fosse esse paciente, vocês se sentiriam gratos pelo atendimento não esperado. Vocês podem, inclusive, antes de sair de casa ou do trabalho para comparecer ao atendimento, telefonar para a secretária e perguntar se há algum atraso previsto.

Nas consultas médicas de uma criança é essencial que ela sempre esteja acompanhada por um responsável que saiba dar as informações corretas sobre o que está acontecendo com ela. Lembrem-se, no entanto, de não exagerar no número de acompanhantes, pois isso atrapalha o andamento do atendimento. Um ambiente tranquilo deve ser preservado para que as informações fornecidas sejam devidamente entendidas. O ideal é que estejam presentes no máximo dois acompanhantes.

Antes da consulta procurem fazer um resumo dos dados do bebê. Coloquem os fatos em ordem cronológica.

Se possível escrevam, para não esquecerem. Isto ajudará vocês a se lembrarem de tudo que queiram perguntar, e facilitará o raciocínio do médico.

O tempo da consulta ao pediatra deve ser bem aproveitado. Esclareçam todas as suas dúvidas. Se preciso, anotem o que o médico lhes disse, para evitar telefonar e perguntar o que já foi discutido. Caso vocês tenham alguma dificuldade, peçam ao seu médico que escreva para vocês. Perguntem se ele dispõe de folhetos impressos com mais esclarecimentos sobre suas dúvidas ou se possui um *site* na internet, onde vocês possam encontrar informações mais detalhadas.

Uma consulta de pediatria dará ênfase à história clínica completa da criança. Desde a gestação até os dias atuais. Os responsáveis devem ser capazes de fornecer dados sobre pré-natal, nascimento, crescimento, desenvolvimento, alimentação, vacinação, história familiar e social, além de falar sobre o ambiente em que vive a criança.

Após a história completa, virá o exame físico, que deve ser realizado com a criança totalmente despida. Por isso, é recomendável que vocês levem seu filho à consulta vestido com roupas de fácil manuseio, que não dificultem a troca. Levem sempre fraldas e uma roupa de reserva, para evitar surpresas...

Lembrem-se: o resultado do tratamento depende também de vocês, de suas informações, de sua dedicação em cuidar de seu filho e da atenção às doses e horários recomendados no que se refere às medicações. Entrem em contato com o pediatra em caso de dúvidas.

Nas consultas mensais que se seguirão, lembrem-se de levar a caderneta de vacinação.
    A prevenção é o melhor remédio!

O pediatra irrita a todos quando responde a várias perguntas dizendo: – Isso é normal!
Mas, entendam que muita coisa é normal mesmo!

Mãos e pés de neném...
em especial do nosso...
Há algo mais lindo no mundo?
E pensar que nós fizemos...

OS PAIS E AS MÃES

Os pais

Eles estão buscando um espaço nessa relação a três, que começou na concepção, seguiu por nove meses de gestação, e agora chega ao êxtase com a chegada do bebê.

Alguns podem acompanhar cada consulta pré-natal, cada ultrassonografia ou afim. Mas muitos não podem, não querem ou temem aproximar-se daquela relação tão intensa que se desenrola à sua frente, entre mãe e feto.

Outros manifestam sintomas curiosos durante a gestação de sua companheira, tamanho o envolvimento emocional que desenvolvem com a gestante e seu rebento.

Mas todos são tomados pela sensação inebriante de um imenso amor, quando olham seu bebê pela primeira vez, e percebem a concretização de um sonho diante de seus olhos.

Os pais modernos envolvem-se mais no processo. Assistem ao parto, fotografam, filmam, dormem na maternidade com a puérpera (mulher que acabou de ter o bebê), trocam roupas, fraldas, dão banho, botam o bebê para arrotar, acalentam na hora da cólica... e frequentam as consultas pediátricas.

> *Alguns vão dizer:* – *Não brinquei de boneca! Não sei nem por onde começar!*

Às vezes não sabem o que fazer, nem o que falar, afinal são mais objetivos, em geral. Mas assim que se estabelece o diálogo e eles percebem que o pediatra está se referindo ao SEU bebê, revelam-se. Cumprem perfeitamente seu papel e encontram a si próprios naquele ambiente que antes parecia um pouco hostil.

Esse é o caminho! Permitir-se o envolvimento e curtir o processo todo. É muito bom e prazeroso ver seu pequenino bebê, que dá medo até de segurar, encolhido e confortável em seus braços, e perceber que ele se sente bem no colo seguro do pai.

O pai deve ser a rocha da família, mesmo em tempos modernos, e, como tal, o pai precisa sentir-se firme e seguro em sua posição, para que o filho sinta o mesmo e o respeite como tal. Não precisa tentar virar mãe, nem invejar a posição que ela ocupa. Até porque, por vezes, ELA vai invejar a DELE.

Os pais precisam lembrar-se, também, de que as mães estão inseguras como eles – cobradas por todos, preocupadas, cansadas, e recém-saídas de um parto. Então, não é hora de cobrar delas, e, sim, de estar ao seu lado e apoiá-las.

E não se aborreçam quando as mães reclamam de sua atuação não preventiva com relação a acidentes, pois essa posição é DELAS. Os homens trabalham com ação e reação, corrigindo situações e reagindo diante da visão do problema. Quando a prevenção delas falhar, será a vez DELES! Então, não tenham medo de agir. Façam o que sabem fazer de melhor, e tenham a certeza de que, diante do seu bebê, todo pai já tem um lugar privilegiado de ídolo. E só um pai tolo desce desse pedestal.

Então... agora, relaxem e aproveitem!

> Deus lhes deu um presentinho, então não se queixem!

As mães

Para as mães modernas, mais maduras, estabilizadas profissional e financeiramente, uma *Bula* pode ser muito útil para aliviar o sofrimento ou angústia diante do conhecimento que a vida já lhes proporcionou. Já viveram mais tempo, conviveram com doenças, perdas, erros, frustrações que as mais jovens nem imaginam existir. Passaram por coisas pelas quais não querem que o(a) filho(a) passe.

Saibam, no entanto, que não podemos poupá-los de viver!

Podemos, sim, ser o seu porto-seguro, seu chão, aquelas que sabem SEMPRE o que fazer e como resolver. Se o bebê cai, ele olha para a mãe e espera ver NELA o consolo para sua dor, que geralmente é emocional e não física. Portanto, sorriam e acalentem-no ou batam palmas. E, se estiver machucado, não percam a pose, pois sua reação é que determinará o comportamento de seu bebê em todos os momentos... E POR TODA A VIDA!

As mães mais jovens devem apenas usar com cuidado sua leveza habitual, para não transformá-la em inconsequência. Atitudes responsáveis dão mais segurança ao bebê.

Com esta *Bula*, espero que as mães mais maduras tentem resgatar em si mesmas a leveza das mães que possuem aquele jeito jovem de ser. Sem tanta vivência, elas são menos preocupadas e desfrutam mais o prazer da maternidade. Vamos tentar aproveitar a maturidade de uma forma mais positiva e menos sofrida.

Dúvidas e culpa irão sempre existir, até porque, como diz uma grande amiga: "Nós, mães, já saímos da maternidade com um saquinho de culpa."

É uma característica feminina a tentativa de prevenção contra qualquer mal. E com nosso bebê não seria diferente. Mas nossos filhos precisam de suas próprias experiências, sofrer frustrações e angústias para CRESCER EMOCIONALMENTE. Não os poupem disso, pois ficarão frágeis e inseguros diante da vida que os aguarda adiante.

Não pensem que brincamos de boneca a vida toda pra nada! Vocês já sabem o que fazer, treinaram intensamente durante anos a fio. Nada de insegurança! Mãos à obra! Ponham em prática o que fantasiaram, acrescentem o que já aprenderam e perguntem às avós ou ao pediatra o que ainda não sabem.

Estão em vantagem as que não são de "primeira viagem" e já estão no "segundinho". É fato, porém, que cada bebê é único. Portanto, o aprendizado e as situações inusitadas vão existir. E mães têm a capacidade de enfrentar lindamente as adversidades.

E àquelas para quem Deus trouxe o bebê e o plantou direto no coração, digo que são abençoadas! Sonhadoras, corajosas e, acima de tudo, têm muito amor para dar. Não pensem que estão em desvantagem porque não tiveram a gestação ou a amamentação. Pensem que Deus confiou em vocês, no seu amor, e agora, façam o seu melhor sem olhar para trás. Os seus instintos são os mesmos das outras.

Enfim... relaxem e aproveitem ao máximo esse bebezinho que chegou pra completar sua existência feminina!

Pais e mães

Tomem cuidado com o "Dr. Google", pois ele pode lhes dar uma gama de informações, mas sem a base que é o conhecimento de causa. A era da comunicação virtual trouxe consigo uma enxurrada de fontes de informação como Facebook, Google e WhatsApp. São apenas redes sociais e devem ser usadas como tal. Divulgar doenças, medicamentos, tratamentos e experiências médicas por esses meios não é adequado. Por mais que queiram passar informações adiante para seus amigos, CUIDADO!

Do mesmo modo, procurem não ler nem tampouco absorver as informações postas em circulação por quem não tem essa noção. E, se acontecer, certifiquem-se nos *sites* oficiais sobre a veracidade e a data dos fatos ocorridos, pois a maioria das pessoas passa adiante o que recebe sem saber se a notícia ou fato são recentes, ou ao menos verídicos. Lamentável. Não caiam nessa armadilha!

E uma última dica: evitem divulgar ou enviar fotos de seus filhos doentes, com ferimentos ou sem roupas, mesmo que seja para seu médico. São muitos os destinos que podem ser dados a uma foto nos dias atuais. E se estiverem doentes, peça apenas orações e pensamentos positivos aos amigos. Sem expor o bebê!

São muitas coisas, mas quem disse que seria fácil?

Ser mãe é a magia do conto de fadas realizado, seja pra quem gerou no ventre ou no coração!

A PRIMEIRA CONSULTA DO BEBÊ

A primeira consulta do recém-nato é uma avaliação inicial de seu filho após a sua saída da maternidade. Embora sejam muitas as dúvidas, procure respeitar o direcionamento do pediatra. Ele tem muitas coisas a lhes perguntar que são de extrema relevância para ele, como profissional. Tentem deixá-lo conduzir a conversa, guardando sua lista para o final da consulta, questionando, então, somente o que não tiver sido explanado por ele. É claro que os pais podem, durante o exame clínico ou pouco antes, destacar algum sinal observado para chamar a atenção do pediatra para uma determinada parte do corpo ou atitude do bebê ao longo do exame físico.

E, por favor, não falem com o pediatra enquanto estiver fazendo a ausculta pulmonar e cardíaca. Esse é um momento que exige extrema atenção do profissional; se alguém estiver conversando ao fundo, pode distraí-lo e atrapalhar o exame.

Vamos desligar o celular?
Que tal trazer a listinha de dúvidas no papel?
Assim ele não vai tocar durante o nosso papo.

O curso da consulta será um pouco mais longo, pois o pediatra precisa coletar muitas informações:

- dados relevantes da gestação – doenças maternas, exames etc.;

- tempo de gestação – calculado pelo obstetra e pelo neonatologista (Capurro);

- número de gestações pregressas e partos, se houve algum aborto e a razão do mesmo, saúde dos irmãos;

- grupo sanguíneo da mãe e do bebê, para análise de compatibilidade – em caso de mãe Rh negativo e bebê Rh positivo, deve ter sido feita a vacinação na maternidade;

- sobre o parto – intercorrências e posicionamento do bebê;

- índice de Apgar – nota conferida ao bebê, pelo neonatologista na sala de parto, com 1 e 5 minutos de nascido, traduzindo sua vitalidade e condições de sobrevida;

- dados pondero-estaturais (peso, altura e perímetros) ao nascer;

- sobre permanência em incubadora e outros procedimentos pós-natais, como banho de luz (fototerapia) por exemplo;

- relatório de internação, em caso de recém-nato prematuro ou não, que necessitou permanecer na unidade hospitalar em alojamento conjunto ou UTI;

- testes de triagem neonatal realizados na maternidade ou a serem realizados, como teste da orelhinha, olhinho e pezinho;

- vacinações já realizadas na maternidade ou no posto;

- medicações prescritas na alta, para o bebê e para a mãe;

- sobre o aleitamento, se materno, artificial ou ambos, frequência, duração;

- condições da amamentação ao seio, tipo de bico e "pega";

- ocorrência do arroto posterior à mamada;

- presença de golfadas, sua frequência, aparência e volume;

- sobre frequência das eliminações – urina e fezes;

- sobre o aspecto das fezes – cor, consistência e frequência;

- momento da queda do coto umbilical;

- comportamento do bebê – troca de olhar, posições, sono, choro.

Após essa conversa, cabe algum relato ou pergunta sobre o que foi falado, e dúvidas sobre procedimentos e algum esclarecimento extra.

A seguir, temos o momento mais esperado, que é o exame físico do bebê. Nesse momento, o bebê deve ser totalmente despido para uma análise completa.

> Costumo deixar para tirar a fralda só na hora de pesar, para evitar acidentes, depois examino a região da fralda e autorizo a colocação de outra fraldinha o mais rápido possível! Coisa de quem já levou e leva muitos "banhos de sorte!"

No exame físico, o recém-nato será todo inspecionado, palpado e auscultado pelo pediatra, que terá então uma base para relatar aos pais o estado de saúde do seu bebê. A lista de afazeres é longa, porém, para os mais experientes, é tão medular, que parece levar segundos. O pediatra então vai:

→ pesar, medir o comprimento e o perímetro cefálico. Podem ser verificadas outras medidas de perímetros e pressão arterial, conforme a necessidade de cada um;

> Recém-nascidos detestam ser esticados para medida do comprimento! Sempre acabam chorando... ☹

→ avaliar os reflexos primitivos, como o Reflexo de Moro (aquele que parece que o bebê pensa que vai cair e abraça o ar) e outros;

→ inspecionar a pele, avaliando sinais , coloração, descamação e outras alterações;

→ verificar a coloração dos olhos (se estão amarelados), a presença de secreções e outras alterações;

→ avaliar a cabeça, sua forma, as fontanelas (anterior e posterior), mais conhecidas como "moleiras". Isso... no plural... pois são duas!;

→ verificar orelhas e nariz, sua forma e implantação na cabeça, simétrica ou não;

→ inspecionar a boca, verificando a presença de dentes, e qualquer anormalidade como malformações e "sapinho";

→ avaliar cabelos e unhas, se presentes – os prematuros nem sempre têm unhas;

> *E cabelos... são para um grupo afortunado que, como digo, já vem com a "peruquinha" pronta!*

→ verificar as clavículas, que podem sofrer lesões em partos difíceis;

→ inspecionar mamas, abdome e membros em busca de anormalidades dignas de nota;

→ auscultar o coração e os pulmões em busca de ruídos fora dos padrões de normalidade;

→ palpar e percutir a barriga;

> *Percutir é aquele batuque que o médico faz na barriga com o dedo!*

→ avaliar o coto umbilical, ou a cicatriz umbilical, se o coto já tiver caído, avaliando a presença de hérnia e outras alterações;

> *Coto umbilical é o pedaço do cordão umbilical que foi cortado ao nascimento, após a colocação de um grampo plástico (clamp), e fica pendurado no umbigo do bebê, até secar e cair sozinho.*

→ inspecionar a região inguinal (virilha) e a genitália, em busca de hérnias ou outras anormalidades;

→ realizar a manobra de Ortolani – nela, o pediatra flexiona os joelhos e afasta as perninhas com uma rotação do quadril, pesquisando subluxação congênita do mesmo;

> *Não é pra tentar fazer em casa, hein!*

→ colocar o bebê de bruços, para avaliar seu dorso (costas), coluna e glúteos;

→ finalmente, avaliar o olhar do bebê, seu direcionamento, fixação, capacidade de imitação de gestos, sua postura, sons, reações ao toque e cheiro, quando vai pro colo da mãe ou do pai.

Cabe ressaltar que a lista é longa, portanto, a agilidade deve prevalecer, para que o bebê não fique peladinho por muito tempo. Nos consultórios, somos obrigados a manter o ar-condicionado em temperatura baixa para inibir a proliferação de germes, e, portanto, é comum que ao fim do exame o bebê esteja com soluço.

> *Desculpem-nos!* ☺

Após o exame físico, o pediatra sentará à mesa para fazer suas anotações e seu relato aos pais. Obviamente, ele só irá transmitir a vocês aquelas alterações dignas de nota, ou seja, que realmente façam a diferença para o bebê. Se houver alterações não relatadas por ele, nem esclarecidas aqui na *Bula*, que, no entanto, acharem pertinentes, questionem.

Em seguida virá a prescrição médica, com as orientações necessárias aos pais para o acompanhamento domiciliar do seu filho.

Por favor, se a receita não for impressa, leiam para ver se compreendem a letra do médico. Tirem as dúvidas em relação aos medicamentos e outras orientações contidas na receita. Nas farmácias deparamo-nos muitas vezes com balconistas inexperientes, e, sendo enorme o número de medicamentos, pode dar margem a confusões e trocas.

Lembrem-se sempre: NÃO DEIXEM QUE O MEDICAMENTO PRESCRITO SEJA TROCADO, exceto se autorizado pelo médico, que, nesse caso, deve fornecer aos pais a composição do medicamento, para que possam adquirir o genérico com a mesma fórmula.

As consultas subsequentes serão mensais, portanto guardem para o futuro as dúvidas relacionadas ao futuro. No dia seguinte já podem iniciar a lista para a próxima consulta.

No intervalo entre as consultas, se necessário, liguem. A disponibilidade telefônica do pediatra pode variar de acordo com sua vida profissional e pessoal, mas a essência do pediatra não falha, e ele procura sempre ajudar. Se não conseguirem, liguem mais tarde. Evitem levar um recém-nato ao Pronto Atendimento por causa de probleminhas à toa, para não expor o bebê a doenças indesejadas. Cuidado com o imediatismo desnecessário.

E agora, um recadinho aos pediatras:

- Inspecionem os pais, dando-lhes conselhos que acharem cabíveis conforme o perfil familiar que se estampa à sua frente.

- Façam a avaliação comportamental e cognitiva desde a primeira consulta, para conseguir, precocemente, suspeitar e detectar os distúrbios que aumentam em frequência a cada dia.

Os bebês são obras maravilhosas,
que Deus nos concedeu
a honra de cuidar!

Informações de segurança

- *O período neonatal inclui os primeiros 28 dias de vida do bebê*, envolvendo uma série de adaptações mútuas relacionadas à família e ao recém-nato. Quanto mais naturalmente encararmos esse período – por vezes difícil –, melhor para todos.

- *Cada bebê tem características próprias que não podem ser listadas*, pois compõem *a sua personalidade.* Alguns são bem calmos, dormem mais. Outros, mais alertas, e muitos parecem chorões inconformados todo o tempo. Fato é que cada um nasce de um jeito e vai desenvolvendo desde muito cedo sua personalidade. E nós temos que nos adaptar a esse processo, moldando com maturidade a pessoinha que está sob nossos cuidados.

- *Lembrem-se: o bebê é sempre um reflexo dos pais* e espelha-se em suas reações e expressões. Pais assustados e ansiosos criam insegurança nos filhos. Informem-se bastante, orientem-se com o pediatra, de forma que seus bebês sintam segurança e firmeza em suas atitudes e comandos.

> Um bebê é reflexo do ambiente em que vive. Portanto, pais e mães estressados, agitados e ansiosos, controlem-se!

• **Os bebês já nascem com certas habilidades de defesa.** O chamado reflexo da sucção, que faz com que virem a cabeça com a boca aberta em direção ao seio se o bico toca sua face, e abram a boca caso sejam tocados no lábio.

Isso faz com que rapidamente se adaptem ao aleitamento, e assim não fiquem com fome. Além disso, aprendem logo a coordenar sucção, deglutição e respiração para evitar os engasgos.

O relevo do nariz, destacando-se da face, tem uma razão a mais, além da respiração. Essa discreta proeminência traz os orifícios que utilizamos para respirar estrategicamente posicionados de modo a impedir que nos sufoquemos em superfícies planas como o colchão. Portanto, é só evitar cobertas soltas e travesseiro no berço!

> Melhor evitar os sustos!

- Nos primeiros dez dias, *o bebê perde peso* – em torno de 10% do peso de nascimento. Isso porque ele tem uma perda líquida, desincha, e a mamada ainda não está totalmente adequada. Por isso ele sai da maternidade com o peso menor do que nasceu, e continua perdendo peso, sim! Depois de dez dias de vida ele começará a ganhar por volta de 30 gramas a cada dia, por muito tempo, apresentando aquele aspecto "fofo" que todos esperamos dele!

- Os recém-nascidos apresentam-se numa posição de flexão corporal a que chamamos de posição fetal de conforto e que traduz a atitude de flexão adotada por eles no ventre materno. Os prematuros, por terem nascido antes de ficarem apertados na barriga, podem ter uma posição de conforto diferente, como, por exemplo, pernas esticadas abertas em "V", fletidas sobre o tronco. "Nada confortável aos nossos olhos..."

- Recém-natos podem apresentar movimentos espasmódicos isolados, principalmente durante o sono. São os chamados abalos ou mioclonias. São, por vezes, reacionais a estímulos e sons, porém cessam quando o membro é seguro. Não são rítmicos nem repetitivos, e não apresentam alteração dos movimentos oculares. E, portanto, não são convulsões!

Instinto feminino é uma voz baixinha que o coração de uma mãe deve ouvir, pois lhe dá as respostas de que precisa.

MEDIDAS DE SEGURANÇA

Passeio

Só se for à casa das vovós e dos vovôs. Os familiares e amigos mais íntimos devem vir à sua casa – e não o inverso – nesses primeiros 30 dias.

Não exponham o bebê recém-nascido a lugares fechados e aglomerados, principalmente *shopping centers*, nos primeiros 60 dias de vida.

Até a visita ao pediatra deve ser dosada, procurando preferencialmente uma consulta com hora marcada e evitando-se pronto-atendimentos lotados.

Lembrem-se: nem todas as pessoas estão saudáveis em *shoppings* e festas. Além disso, tem gente que adora pegar e beijar as mãos lindinhas e limpinhas de bebê. Imaginem!

Na bolsa de passeio do bebê, coloquem sempre: fraldas descartáveis, pomada para prevenção de assaduras, algodão ou lenços umedecidos, trocador, álcool gel (para higienização das mãos), mudas de roupa (ver em *Modo de Vestir*), manta, fraldinha de boca, saco para roupa suja, protetor de seios extra, além da certidão de nascimento do bebê (cópia autenticada) e caderneta de vacinação (em dias de vacina ou consulta médica).

Banho de sol

Todos os dias, bem cedo pela manhã, o bebê deve ser levado para um banho de sol. Não adianta ficar dentro de casa, atrás do vidro da janela, pois o sol deve incidir sobre a pele do bebê. Protejam a cabeça e os olhos, e mantenham por 10 a 15 minutos apenas, de preferência com roupa leve, deixando partes da pele expostas.

O sol é a principal fonte de vitamina D, o que torna o banho de sol essencial ao crescimento ósseo saudável.

Depois disso, um banho gostoso... e nenhum bebê resistirá a um soninho.

Banho do bebê

Eis aí um grande mistério para os pais de primeira viagem. Na verdade, não é nada difícil. Basta estabelecer uma rotina, procurando utilizar o mesmo horário todos os dias e deixando tudo à mão, e obedecer alguns itens de segurança.

O banho deve ser dado diariamente, mesmo antes da queda do coto umbilical. Um banho no horário mais quente do dia é o suficiente, podendo dar um outro em dias de muito calor. Procurem manter o ambiente sem correntes de ar e evitem dar banho após as mamadas. E não esqueçam de que a banheira deve ser de uso exclusivo do bebê.

→ Usem a banheira em altura confortável, porém segura, apoiada em local firme. Lavem-na sempre antes de usar.

→ A água deve estar na temperatura habitual do corpo (entre 36°C e 37°C); verifiquem com a parte interna do antebraço se está agradável. Nem quente, nem fria. Não há necessidade de usar termômetro.

Não precisa filtrar e ferver a água,
Nem tampouco adicionar álcool. Já viram
como é o banho no berçário? De torneira
com chuveirinho, numa pia grande!

→ O volume de água seguro é de aproximadamente 10cm de altura no fundo da banheira. Pode-se aumentar um pouco quando vocês se sentirem mais seguros.

→ Separem uma roupinha para o bebê e já deixem na ordem em que será vestida, próximo ao trocador.

→ Deixem todos os itens necessários ao alcance das mãos: toalha macia ou fralda de pano para enxugar, hastes flexíveis de algodão, algodão, gaze, álcool a 70° para o curativo do coto umbilical, escova, pomada para assaduras e fralda.

→ Ao lado da banheira coloquem um sabonete neutro, que será utilizado em pequena quantidade para o corpo e cabeça do bebê. (Assim, reduzimos o risco de o bebê escorregar, além de evitar a necessidade da troca da água para o enxágue.)

→ Prendam o cabelo e retirem pulseiras, anéis e relógio para não machucar o bebê.

→ Lavem bem as mãos e antebraços.

→ Retirem a roupa do bebê e façam a higiene genital (retirando o resíduo de pomada) com algodão umedecido em água, antes de colocá-lo na banheira.

→ Coloquem o bebê na água, de frente para vocês. Apoiem a cabeça na prega do cotovelo e o tronco no antebraço, de modo que sua mão apoie o bumbum do bebê.

→ Molhem primeiro os pés, depois o restante do corpinho, jogando a água suavemente com a mão livre. Cuidado para não deixar cair água nos ouvidos ou sabonete nos olhos. Para isso, protejam os ouvidos com bolas de algodão embebidas em óleo para bebês ou segurem o bebê pela cabecinha, tapando os ouvidos com o polegar e o anelar da mão que apoia a cabeça. Lavem o rosto apenas com água. A seguir, lavem o corpo e a cabeça com o sabonete neutro. Lavem primeiro a frente, depois as costas.

→ Virem o bebê de bruços com o tórax em seu antebraço, segurem com a mão o braço do bebê. Ensaboem de cima para baixo, começando pelo pescoço. Enxáguem em seguida.

→ Ao retirar o bebê da banheira, envolvam-no com a toalha e abracem junto ao corpo até chegar ao trocador. Assim ele se sentirá mais seguro.

→ Sequem bem. Não esqueçam as dobrinhas.

→ Sequem bem e limpem a região do umbigo.

→ Coloquem logo a fralda para evitar "acidentes".

→ Depois é só vestir a roupa.

Essas dicas trarão mais segurança a esse momento tão especial de contato direto e carinho entre vocês. Com o tempo, o banho torna-se agradável e prazeroso para todos.

Higiene das orelhas

Deve ser feita com hastes flexíveis de algodão após o banho, ajudando a secar e limpar as orelhas ao mesmo tempo. Mas lembrem-se de somente limpar a parte externa, ou seja, o pavilhão auricular. Não se introduz a haste no conduto da orelha, pois deve-se preservar a cera que o protege.

Existem hastes flexíveis especiais, com ponta de algodão mais grossa, que impede a entrada da haste no canal do ouvido do bebê. Isso pode dar mais segurança nessa hora.

Higiene do nariz

Deve-se aplicar soro fisiológico a 0,9% nas narinas, caso estas se mostrem parcialmente obstruídas, provocando roncos e atrapalhando a respiração, o sono ou a sucção do bebê. Nesse caso, aplica-se um leve jato com conta-gotas ou *spray* nasal, aspirando em seguida a secreção já umedecida com auxílio de um aspirador nasal de plástico, higienizando-se o mesmo logo a seguir.

Pode-se complementar com o uso de hastes flexíveis de algodão, umedecidas em soro. Não se deve introduzir a haste no fundo das narinas.

Para secar, usem um lenço de papel bem macio.

> *Todo bebê detesta o aspirador nasal.*
> *Mas como não usá-lo, se a narina é estreita*
> *e não cabe um cotonete?*

Higiene dos olhos

Habitualmente, os recém-nascidos apresentam secreção nos olhos logo nos primeiros dias de vida. Por vezes uma "remelinha" no canto dos olhos. Outras vezes, secreção grossa, amarelada ou esverdeada, colando toda a pálpebra e não deixando o olhinho sequer abrir. Em certas ocasiões, vemos também uma secreção que parece uma "nata" deslizando para um lado e outro no globo ocular do bebê. Em todos os casos, a princípio, deve-se apenas usar um algodão embebido em soro fisiológico, para limpar e descolar as pálpebras. Se necessário, pode-se pingar uma gotinha dentro do olhinho, para lavar.

Se persistir, porém, por mais de três dias, cabe conversar com o pediatra sobre a necessidade de usar um colírio.

> *Dá um "nervoso" ver aquela secreção que*
> *parece um fiapo dentro do olho do bebê...*

Cuidados com o umbigo

Ao nascer, o cordão umbilical, que liga o bebê à placenta materna nutrindo-o durante toda a gestação, através de duas artérias e uma veia presentes em seu interior, é cortado. O pediatra coloca um *clamp* (semelhante a um pregador), para interromper o fluxo sanguíneo, e em seguida o corta. Seu bebê vem para casa com esse *clamp* no coto do cordão.

Esse coto umbilical pode ser uma porta de entrada para infecções, por isso sua higiene é fundamental.

O cuidado principal com o coto é lavar com água e sabonete neutro durante o banho e secá-lo com gaze após o banho ou as trocas de fraldas, levantando-o delicadamente. A seguir, deve-se realizar a higiene com algodão ou gaze levemente embebidos em álcool a 70°.

> *Fiquem tranquilos: o coto umbilical não arde, nem dói, pois não tem terminações nervosas!*

O coto umbilical deve ficar sem curativo e o mais arejado possível, para que resseque e caia. Preferencialmente, fora da fralda.

Após alguns dias – ou mais raramente, semanas – o coto escurece, seca e cai, devendo-se manter a higiene com álcool no umbigo até a cicatrização completa.

→ IMPORTANTE:

Não se utilizam mais "cinteiros", pois eles limitam os movimentos respiratórios do bebê, além de abafar o umbigo, deixando-o mais úmido e sujeito a infecções. E quanto às hérnias umbilicais de pequena proporção, são habituais e devem apenas ser acompanhadas pelo pediatra, pois regridem, em sua maioria, até um ano de vida. E, a propósito, o "cinteiro" não altera essa evolução.

Pequenos sangramentos no umbigo são habituais durante ou após a queda do coto. Se, porém, forem volumosos ou persistentes, consulte o pediatra.

Cuidados com as unhas

Unhas grandes acumulam poeira, pelos de roupas e germes, além de arranharem o bebê.

As unhas do bebê devem ser cortadas uma ou duas vezes por semana, assim que aparecer a parte branca. Usem um cortador de unhas de bebê ou uma tesourinha curva apropriada e executem com cuidado essa tarefa difícil. É só apertar a pontinha do dedo e aparar o que sobra com um movimento reto.

Às vezes é necessário esperar o bebê dormir, pois eles não gostam nada disso. Nos pés, cuidado para não cortar muito os cantos das unhas, pois pode encravá-las, uma vez que os dedos são gordinhos.

> *E lembrem-se de que as unhas não caem nem crescem menos se forem sopradas!*

Modo de vestir

Ao nascer, os bebês devem ser mantidos agasalhados, pois têm dificuldade para regular a temperatura corporal. Depois devem ser vestidos conforme o clima. Não se guiem pelas mãos e pés, pois são por vezes frios. E, além disso, bebês suam muito na nuca e nos pés. No verão eles podem ficar descalços em casa ou com meias bem finas. Usem sapatos apenas para sair. O algodão é o tecido mais adequado à pele sensível do bebê.

→ Dias frios – toucas e luvas só no inverno ou em dias mais frios. De preferência de malha ou algodão. Dentro de casa deixem o bebê mais à vontade, com apenas uma camada de roupas. Meias são obrigatórias. Para sair usem uma camada extra e uma manta. Mas cuidado com os excessos: pés frios, porém úmidos, significam calor!

→ Dias quentes – usem pouca roupa. Dentro de casa, uma roupa fina e leve sem pernas cobertas. Deixem os pés à vontade. Na hora de sair, sapatinhos ou sandálias de tecido e roupas leves. Vale um boné ou chapéu só para proteção, já que não existe filtro solar para recém-nascido. Mas se forem usar ventilador ou ar-condicionado, podem cobrir o corpo com uma camada de roupa de algodão.

→ Na bolsa – levem sempre uma muda de roupa para o mesmo clima e outra para o oposto, caso o tempo mude. Na verdade, várias mudas, pois bebês são imprevisíveis e por vezes nos pregam peças. Uma manta ou saco de dormir são indispensáveis, além de meia, gorro e luva. Não esqueçam o material necessário para troca de fraldas. E fraldas... muitas fraldas!

→ IMPORTANTE:

Cuidado com roupas apertadas, engomadas e desconfortáveis!

As roupas do bebê devem ser lavadas em separado, utilizando sabão de coco líquido e água, sem o uso de amaciantes. Enxáguem bem, sequem em local ventilado, retirando logo que secar, para não pegar poeira.

Não deixem de passar as roupas do bebê recém-nascido, pois significa um cuidado extra na prevenção de irritações da pele.

Troca de fraldas

As trocas devem ser frequentes de forma a prevenir assaduras, a cada três ou até duas horas. Esse é um momento muito importante para o seu bebê. Mas como fazer a higiene correta? Meninos e meninas... Qual a diferença no manuseio?

→ Antes de tudo, deixem à mão todos os utensílios necessários (algodão, água morna, fralda de tecido ou toalhinha, creme protetor para assaduras e fralda). E não se esqueçam da gaze e do álcool a 70° para o umbigo, que sempre precisa ser higienizado.

→ Lavem bem as mãos e, se possível, usem álcool gel.

→ O início para todos é igual. Comecem estendendo um trocador plástico com uma fraldinha por cima para não ficar gelado. Cuidado, cama é armadilha! Principalmente para os jatos inesperados dos meninos. Fiquem alertas! Só retirem a fralda suja quando já estiverem com uma limpa a postos.

→ Deitem o bebê e permaneçam conversando com ele durante todo o tempo.

→ Em casa, usem algodão embebido em água limpa para remover os resíduos de urina e fezes do bebê. Os lenços umedecidos são ótimos aliados na rua ou nas primeiras trocas, quando as fezes são pretas e grudentas (mecônio).

→ A higiene das meninas deve ser feita sempre com o algodão umedecido em água deslizando sobre a pele na direção de frente para trás (ou de cima para baixo), isto é, começando pela genitália (vulva) e deslizando para baixo em direção ao ânus. Nunca o inverso, pois traz contaminação da uretra (canal da urina) com resíduos de fezes. Não deixem de limpar as dobrinhas de dentro (entre os pequenos e grandes lábios), onde a pomada fica acumulada.

→ Nos meninos, devemos ter o cuidado de limpar primeiro o pênis, sem friccionar, e por último o bumbum. Lembrem-se de levantar a bolsa escrotal para limpar a região do períneo. Se quiserem, cubram o pênis com um algodão úmido ou uma toalhinha enquanto realizam a troca, para evitar um jato surpresa de xixi.

→ Sequem com delicadeza toda a área com uma fralda de tecido. Passem uma camada fina de creme protetor próprio para prevenção de assaduras em toda a área genital e ao redor do ânus, de preferência um de fácil remoção. Solicitem a prescrição do pediatra.

→ Coloquem a fralda aberta com as fitas adesivas laterais na parte de trás, embaixo do bumbum do bebê. Nos meninos, coloquem o pênis voltado para o lado ou para baixo, para o xixi não escapar com facilidade.

→ Fechem a fralda trazendo a parte da frente até a barriga, mantendo-a segura com uma das mãos enquanto retiram a proteção, colando cada fita lateral na faixa decorada. Cuidado para não apertar demais! Deixem folga de 1 ou 2 dedos.

→ Arrumem os contornos elásticos das pernas com o dedo, para não vazar.

→ Agora é só lavar as mãos e curtir seu bebê seco e limpinho.

→ IMPORTANTE:
Sejam rápidos, pois o bebê sem fralda adora fazer jatos de surpresa. Além disso, ficar sem fraldas pode causar soluços.

Nunca vire de costas para um bebê que está sendo trocado, pois uma pequena distração é suficiente para um movimento do bebê e uma queda indesejada pode ocorrer.

Em caso de vermelhidão na região da fralda – que surge após o uso de lenços umedecidos –, lavem a área com água limpa e sabonete neutro infantil e apliquem a pomada habitual.

Se surgir vermelhidão sem nenhuma causa aparente, tentem trocar a marca da fralda. E se persistir, consultem seu pediatra.

> *Não tenham medo de manipular a genitália dos seus bebês. A higiene é necessária e vocês são as pessoas mais indicadas para essa tarefinha delicada!*

Controle ambiental

Alguns cuidados gerais devem ser tomados no sentido de melhorar o ambiente onde o bebê irá permanecer todo o tempo: sua casa. Não se trata de criar uma redoma para o bebê, mas, sim, um ambiente menos agressivo ao seu organismo frágil.

O clima, a poluição e outros fatores ambientais não podem ser modificados, porém alguns elementos sensibilizantes estão ao alcance e podem ser adaptados em prol da saúde do bebê. Principalmente nas famílias onde a atopia (alergia) já faz parte da herança genética.

O quarto do bebê deve ser livre de objetos que acumulem poeira, como carpete, tapetes, cortinas de tecido, bichinhos de pelúcia e rolinhos de pano. E se algum desses itens for indispensável para sua realidade, deve ser lavado com frequência semanal.

A limpeza do ambiente deve ser feita com aspirador de pó e pano úmido ou com álcool. Evitem o uso de desinfetantes muito perfumados.

A casa deve ser bem ventilada e as janelas devem ser mantidas abertas no período da manhã para circulação do ar e incidência dos raios solares.

Evite o uso de talcos, lavandas e outros produtos de higiene muito perfumados.

Em caso de haver fumantes na família, estes devem conscientizar-se a não fumar dentro de casa. Também é recomendável que troquem de roupas após fumar, antes de pegar o bebê no colo.

Prevenção de acidentes
→ Procurem comprar um berço com grades que tenham no máximo 4cm de vão entre si e que sejam bem altas em relação à superfície do colchão.

→ Não coloquem dentro do berço travesseiros e brinquedos macios que possam obstruir a respiração do bebê.

→ Mantenham o berço longe da saída do ar-condicionado, ventiladores, assim como esterilizadores e umidificadores de ar, mantendo-os fora do alcance das mãos do bebê.

→ Não fumem e nem permitam que outros fumem dentro de casa. E cuidado com pontas de cigarro no cinzeiro!

→ Nunca deixem o bebê sozinho sobre uma cama ou no carrinho. Bebês nos surpreendem ao se movimentar habilmente, batendo as perninhas sobre a cama. Não se iludam achando que não vão sair do lugar!

Bebês caem da cama com maior frequência do que se imagina! E o pior, geralmente por uma leve distração dos adultos que estão ao seu lado...

→ Não utilizem cordão ou corrente para pendurar chupeta ou medalhas, nem alfinete de gancho para roupa, pois esses objetos podem machucar o bebê.

→ Prendam lençóis e cobertores sob o colchão para evitar que possam asfixiar o bebê quando ele se movimentar no berço.

→ Ao sairem de automóvel, mantenham o bebê numa cadeirinha apropriada para ele, tipo bebê conforto, colocada no banco de trás, de costas para o banco da frente. As crianças não devem ficar no banco da frente, tampouco no colo, mesmo sendo de um adulto sentado no banco traseiro. Assim, ficam mais seguras e acostumam-se ao fato de que essa é uma regra e não uma opção.

Pode parecer muita informação, sendo quase impossível realizar inúmeras tarefas tão detalhadas. O dia só tem 24 horas, e executar tudo isso com perfeição parece difícil a princípio. Mas são tarefas interligadas que, realizadas diariamente, passam a fazer parte de uma rotina simples e orquestrada, parecendo até que já nascemos sabendo tudo isso.

O mais interessante é perceber o quão mais fácil pode se tornar a rotina, se tentarmos fazer o nosso melhor, sem nos importar com a perfeição. E não esquecer que a intuição e o bom senso devem estar sempre à frente de tudo que pensarmos em fazer, relacionado ao nosso bebê.

E vamos deixar a vovó mostrar
tudo que sabe e nos ajudar. ☺

Alguém precisa muito de mim a partir de agora.
Preciso ser forte!

Conheça seu produto

A maior parte das mães, ao receber seu bebê recém-nascido pela primeira vez – já limpinho e vestidinho – tem por hábito retirar-lhe a roupa e observá-lo. Seja após a mamada, por ocasião da troca de fraldas ou já em casa, junto com o pai, na hora do primeiro banho. Nesses instantes, seus olhos atentos observam cada detalhe, cada pedacinho do bebê, procurando ver se de fato está tudo bem, e com quem se parece nisso ou naquilo.

As avós também costumam fazer o mesmo e, com o olhar mais experiente de quem já cuidou do seu próprio bebê, visualizam detalhes pouco percebidos pelos pais de primeira viagem.

No entanto, são tantas novidades e afazeres que as dúvidas vão se acumulando e, na consulta com o pediatra, as perguntas escapam à memória. Além disso, o tempo da consulta não é suficiente para tudo. Então vamos aproveitar o intervalo entre as mamadas noturnas, nessas intermináveis noites em claro, para uma leitura agradável e esclarecedora. Pela manhã, a despeito do cansaço, vocês se sentirão mais confiantes e tranquilos. Isso se reflete diretamente no seu bebê.

> Um bebê espelha-se nas pessoas que estão à sua volta. Pais calmos e bem resolvidos têm bebês tranquilos e felizes.

Seu bebê passo a passo

Nesta seção descrevo diversos sinais e sintomas, que, no meu dia a dia, foram os mais observados e relatados pelos pais de recém-nascidos. Todos são eventuais fontes de preocupação. Procurarei desmistificar alguns, descrevendo seu significado clínico habitual. As providências sugeridas ou a ausência delas dependem de cada caso. E na persistência desses sinais – ou variação das suas características – o pediatra deverá sempre ser consultado.

PELE	SIGNIFICADO PROVÁVEL	PROVIDÊNCIA
Substância branca de aspecto gorduroso que recobre o corpo do bebê ao nascer	Vérnix ou verniz caseoso – material formado por secreção sebácea na gestação, que protege a pele do bebê contra infecções	É retirado parcialmente no primeiro banho, saindo por completo nos banhos subsequentes
Descamação fina ou mais grosseira, principalmente no tronco e membros inferiores (pernas e pés)	Troca natural da pele do bebê; constuma ser mais intensa quando o tempo de gestação for maior	Banho com sabonete neutro glicerinado para hidratar a pele
Pequenas pápulas (bolinhas) brancas sem vermelhidão, na testa, face e nariz	*Milium* sebáceo – glândulas sebáceas da pele que ficam temporariamente distendidas	Nenhuma; desaparece sozinho em duas a três semanas
Pequenas bolinhas vermelhas na face, semelhantes a espinhas	Acne neonatal – ocorre pela transferência de hormônios maternos para o bebê antes do nascimento	Não há necessidade de tratamento; mas é bom evitar produtos que aumentem a oleosidade da pele, como pomadas e óleos
Bolinhas avermelhadas na face, testa, corpo e couro cabeludo, ásperas e sem secreção, nos primeiros 15 dias de vida	Eritema atóxico – irritações temporárias da pele devido à adaptação ao ambiente e contato com tecidos, suor, saliva e outros	Em geral não necessita tratamento, mas evite usar produtos perfumados, lavandas e outros produtos irritantes para a pele do bebê. Se for muito intenso, converse com o pediatra
Máculas (manchas) róseas ou vermelhas na região central da testa, pálpebras, nuca e às vezes no lábio superior, presentes ao nascimento	Nevos hemangiomatosos – sinais avermelhados da pele ocasionados pela dilatação de vasos sanguíneos	Nenhuma; desparecem em geral ao longo do 1º ano de vida

PELE	SIGNIFICADO PROVÁVEL	PROVIDÊNCIA
Manchas cor de vinho (planas e lisas ou com relevo e crespas)	Hemangiomas – sinais de nascença, constituídos de vasos sanguíneos	Devem ser acompanhadas pelo pediatra; tendem a regredir e até a desaparecer com o tempo
Manchas escuras com ou sem pelos e bem delimitadas	Nevos pigmentados ou melânicos – sinais de nascença	Devem ser acompanhados pelo pediatra
Manchas brancas lisas	Nevos acrômicos – sinais de nascença	Devem ser acompanhados pelo pediatra
Mancha escura ou azulada na região sacra, glúteos e dorso (costas)	Mancha mongólica – encontrada em 90% dos bebês devido a origem mestiça, nos quais a pele em geral torna-se parda ou negra com o tempo	Nenhuma; esmaece naturalmente ao longo dos anos
Manchas semelhantes a rendilhado difusas pelo corpo, que surgem e desaparecem ocasional e espontaneamente	Livedo reticular – na maioria das vezes significa que o bebê está com frio	Verificar a causa da redução da temperatura corporal do bebê (fralda molhada, troca de roupa, banho frio, falta de agasalho ou roupa suada)
Pústulas (bolhas com pus)	Piodermite – infecção da pele	Procurar imediatamente o pediatra
Coloração amarelada da pele e dos olhos	Icterícia fisiológica – surge após 48 horas de vida Icterícia patológica ou precoce – surge antes de 48 horas	Banho de sol no caso das fisiológicas Nas icterícias precoces, o bebê não recebe alta e faz fototerapia (banho de luz) ou outros procedimentos necessários

PELE	SIGNIFICADO PROVÁVEL	PROVIDÊNCIA
Bolinhas avermelhadas que dão aspecto áspero à pele, principalmente nas dobrinhas do corpo	Miliária ou brotoeja – por obstrução das glândulas sudoríparas; podem causar prurido (coceira), deixando o bebê irritado	Refrescar o ambiente, usar roupas leves de algodão e dar banhos com maior frequência. Se intensificar, procure o pediatra
Pelos finos cobrindo as costas e os ombros	Lanugem	Costuma cair nas primeiras semanas após o parto; em famílias muito peludas, porém, pode persistir

CABEÇA	SIGNIFICADO PROVÁVEL	PROVIDÊNCIA
Deformidade alongada como um "galo" grande	Bossa sero-sanguínea que ocorre pela permanência da cabeça do bebê no canal do parto	Nenhuma; desfaz-se sozinha, por reabsorção
Achatamento lateral	Tocotraumatismo – deformidade causada por traumatismo no parto	Observação e acompanhamento pediátrico e por vezes, neurológico
	Entortamento pela posição de deitar sem variação	Mudar sempre a posição do bebê
Crostas no couro cabeludo e/ou sobrancelha	Dermatite seborreica	Passar algodão com óleo infantil sobre as crostas, antes do banho; evitar o uso de xampu
Áreas amolecidas na região superior (moleira)	Fontanelas – são duas; uma anterior e uma posterior	São fendas existentes entre os ossos do crânio, que desaparecerão, fechando-se à medida que os ossos crescerem e se unirem

CABEÇA	SIGNIFICADO PROVÁVEL	PROVIDÊNCIA
Queda de cabelo	Normal – em parte devida ao estresse do parto; coincide na mãe. Por vezes podem ocorrer também falhas no cabelo por atrito da cabeça do bebê com o lençol	Nenhuma; as falhas serão preenchidas conforme o bebê cresce
Carocinho na nuca	Gânglios normalmente ocasionados pela dermatite seborreica e outros processos inflamatórios locais	Nenhuma
Microcefalia	Redução do tamanho da cabeça – perímetro mede menos de 32cm em recém-natos a termo (isso não conta pra prematuros!); geralmente é ocasionada por infecção durante a gestação	Conversar com o pediatra sobre infecções ocorridas durante a gestação ou reveladas em sorologias do pré-natal; ele fará os exames necessários para o diagnóstico correto

OLHOS	SIGNIFICADO PROVÁVEL	PROVIDÊNCIA
Cor acinzentada da íris (parte colorida central do olho)	Cor dos olhos indefinida	Nenhuma; aguarde a definição da cor até o sexto mês de vida
Desvio ocasional da íris	Normal – ocorre quando o bebê fixa a visão num rosto ou objeto	Nenhuma
Desvio permanente da íris	Alargamento da base do nariz (habitual nos bebês) ou estrabismo verdadeiro	Avaliação pediátrica e acompanhamento com o oftalmologista, se necessário
Lacrimejamento constante	Provável obstrução do canal lacrimal	Avaliação com o pediatra e oftalmologista

OLHOS	SIGNIFICADO PROVÁVEL	PROVIDÊNCIA
Secreção amarelo esverdeada	Conjuntivite ou entupimento do canal lacrimal	Higiene com soro fisiológico a 0,9%; se persistir, procure o pediatra
Mancha vermelha de sangue na esclera (parte branca do olho)	Pressão traumática na gestação ou parto	Nenhuma; desaparece logo nos primeiros dias
Edema (inchaço)	Edema ocasionado pelo trabalho de parto ou pelo colírio usado após o parto normal	Nenhuma; desaparece logo nos primeiros dias
Pálpebra caída	Ptose palpebral	Avaliação oftalmológica

NARIZ	SIGNIFICADO PROVÁVEL	PROVIDÊNCIA
Roncos sem coriza	As narinas do bebê são habitualmente estreitas, gerando ruídos, em especial, no inverno	Lavar com soro fisiológico a 0,9% após o banho, antes das mamadas e antes de dormir, se necessário
Secreção transparente (coriza) ou espessa (catarro), constante	Alergia ou virose respiratória	Avaliar com o pediatra
Espirros frequentes	Reflexo de defesa natural do nariz	Lavar com soro fisiológico a 0,9% após o banho, antes das mamadas e antes de dormir, se necessário

BOCA	SIGNIFICADO PROVÁVEL	PROVIDÊNCIA
Língua com crosta branca	Acúmulo de resíduo de leite	Higienizar com gaze molhada em soro ou água fervida e filtrada, enrolada no dedo

BOCA	SIGNIFICADO PROVÁVEL	PROVIDÊNCIA
Língua com manchas grandes	Língua geográfica – apenas um capricho da natureza	Nenhuma
Bolinhas ou placas brancas na boca	Moniliase oral – "sapinho"	Procurar o pediatra
Pequenas bolinhas brancas (tipo cabeça de alfinete) na boca	No palato (céu da boca) – pérolas de Epstein Na gengiva – nódulos de Bohn Na crista dentária – cisto da lâmina dentária	Nenhuma; desfazem-se naturalmente
Fenda lábio-palatina (abertura no lábio e palato)	Alteração congênita conhecida como lábio leporino – ocasionalmente associado a fenda palatina ("céu da boca" aberto)	Procurar o pediatra, que encaminhará a um serviço especializado em cirurgia plástica pediátrica
Dente natal (dentes presentes ao nascer)	Geralmente nenhum, mas pode ser hereditário ou estar associado a síndromes genéticas	Observação e acompanhamento precoce com odontopediatra, pois se amolecer deve ser extraído

ORELHAS	SIGNIFICADO PROVÁVEL	PROVIDÊNCIA
Deformidades: as orelhas podem ter várias formas, lóbulo preso ou solto etc.	Anormalidade congênita	Nenhuma imediata; a correção cirúrgica de algumas deformidades é opcional e pode ser realizada no futuro
Orelha "de abano"	Anormalidade congênita	Cirurgia plástica opcional no futuro

ORELHAS	SIGNIFICADO PROVÁVEL	PROVIDÊNCIA
Cerúmen (cera)	Secreção natural amarelo-acastanhada produzida pela orelha – costuma sair espontaneamente do conduto, dispensando o uso de cotonetes	Nenhuma; higienizar somente a parte externa da orelha (pavilhão auricular)
Odor desagradável	Em geral o odor é do próprio cerúmen	Nenhuma, mas deve ser relatado ao pediatra
Prurido ou coceira (bebê esfrega as orelhas)	Ocasionado pelo deslocamento natural do cerúmen líquido através do conduto, em direção à parte externa	Nenhuma (em caso de dor o bebê chora ao ser tocada a orelha)
Secreção branca, purulenta ou com sangue	Otite	Procurar o pediatra imediatamente

PESCOÇO	SIGNIFICADO PROVÁVEL	PROVIDÊNCIA
Pústulas (bolhas com pus)	Piodermite – Infecção da pele	Procurar o pediatra imediatamente
Bolinhas avermelhadas que dão aspecto áspero à pele, principalmente nas dobrinhas	Miliária ou brotoeja – por obstrução das glândulas sudoríparas; podem causar prurido, deixando o bebê irritado	Refrescar o ambiente, usar roupas leves de algodão e dar banhos com maior frequência; consulte o pediatra sobre algum medicamento para aliviar o quadro
Pequenos orifícios (furos)	Fístulas branquiais	Acompanhamento com o pediatra
Pequenos nódulos (caroços)	Cisto tireoglosso ou gânglios	Avaliar com o pediatra

TÓRAX	SIGNIFICADO PROVÁVEL	PROVIDÊNCIA
Pequeno caroço na linha média na direção da última costela	Apêndice xifóide – pontinha inferior do osso esterno; fica pontiagudo pois é pressionado para frente pelo abdome volumoso do bebê, mais observado nos meninos devido à conformação torácica	Nenhuma; vai ficar menos evidente com o crescimento

MAMA	SIGNIFICADO PROVÁVEL	PROVIDÊNCIA
Aumentada e endurecida	Tumefação da glândula mamária – ocasionada pela exposição do bebê ao estrogênio materno; é fisiológico (normal)	Observar a regressão (não apertar nem espremer para sair leite, pois pode inflamar); se ficar vermelha, consultar o pediatra
Mamilo extra	É comum a existência de mamilos extranumerários, logo abaixo dos mamilos verdadeiros, uni ou bilaterais	Observação; pode ou não desenvolver uma mama na puberdade

ABDOME/UMBIGO	SIGNIFICADO PROVÁVEL	PROVIDÊNCIA
Sangramento leve no umbigo	Coto ou cicatriz umbilical em cicatrização	Nenhuma, exceto se o sangramento tornar-se volumoso
Secreção ou odor fétido	Infecção local provável	Consultar o pediatra
Nódulo (bolinha clara e lisa) semelhante a uma verruga, que surge após a queda do coto	Granuloma umbilical	Consultar o pediatra; às vezes é necessário aplicar um medicamento para que regrida

ABDOME/UMBIGO	SIGNIFICADO PROVÁVEL	PROVIDÊNCIA
Protuberância anormal ou inchaço do umbigo que acentua quando o bebê chora	Hérnia umbilical – é natural no recém-nato devido ao afastamento do músculo reto abdominal; em geral não dói	Observar; geralmente regride ao longo do primeiro ano de vida. Se não diminuir ou se causar dor indica-se a correção cirúrgica
Abdome globoso, porém flácido	O abdome do bebê é volumoso e quando deitado pode espalhar-se para os lados	Nenhuma, exceto se ficar endurecido

GENITÁLIA	SIGNIFICADO PROVÁVEL	PROVIDÊNCIA
Aumento do volume (inchaço) na bolsa escrotal – de um ou ambos os lados, que aparece ou aumenta quando o bebê chora	Hérnia escrotal	Consulte o pediatra, pois há indicação de correção cirúrgica imediata
Assimetria de bolsa escrotal (um testículo parece maior que o outro)	Hidrocele – acúmulo de água ao redor dos testículos, geralmente transitório	Regride espontaneamente por reabsorção da água; se persistir, avaliar com o pediatra ou cirurgião pediátrico
Bolsa escrotal murcha (vazia), de um ou ambos os lados	Criptorquidia ou testículos ectópicos (fora do lugar) ou retráteis (somem quando se retira a roupa, por causa do frio)	Observação; se o pediatra não conseguir palpar o(s) testículo(s), solicitará exame de imagem para melhor avaliação
Pênis fechado (pele não arregaça, dando aspecto de "bico de chaleira")	Fimose ou aderência do prepúcio (pele que cobre a glande peniana)	Pode ser feita a manipulação diária do prepúcio para higiene, na intenção de descolamento futuro (sem forçar!)

GENITÁLIA	SIGNIFICADO PROVÁVEL	PROVIDÊNCIA
Prepúcio arregaça e prende (não volta fácil)	Parafimose	Consulte o pediatra ou leve à emergência caso a pele fique presa, estrangulando o pênis
Inchaço na virilha que surge quando o bebê chora	Hérnia inguinal uni ou bilateral	Consulte o pediatra, pois há indicação de correção cirúrgica imediata
Vulva ("vagina") fechada	Sinéquia vulvar ou coalescência de pequenos lábios – aderência dos pequenos lábios que ocorre à semelhança da fimose	Consulte o pediatra, que vai avaliar a necessidade de intervenção para o descolamento (que pode ser feito em casa com a orientação profissional adequada)
Grandes lábios inchados e arroxeados	Condição ocasionada pela exposição do bebê ao estrogênio materno	Observar
Pele pendente e exposta na entrada da vagina	Prolapso do hímen – em algumas meninas a membrana é mais volumosa e fica mais exposta e visível	Nenhuma; com o crescimento, o hímen fica oculto
Secreção na vulva de coloração esbranquiçada, por vezes com traços de sangue	Secreção mucosa vaginal, por passagem hormonal transplacentária	Higiene com algodão umedecido em água filtrada

MEMBROS – PERNAS E BRAÇOS	SIGNIFICADO PROVÁVEL	PROVIDÊNCIA
Dedos a mais ou outras deformidades	Anormalidades congênitas	O pediatra indicará a conduta para cada caso

MEMBROS – PERNAS E BRAÇOS	SIGNIFICADO PROVÁVEL	PROVIDÊNCIA
Bebê movimenta um braço apenas	Paralisia braquial – lesões acidentais que podem ocorrer durante o parto	Consultar o pediatra, que solicitará uma radiografia e encaminhará ao ortopedista para acompanhamento (não imobilizar); Na paralisia, a fisioterapia tem grande êxito
Pernas encurvadas	O osso da perna (tíbia) nasce encurvado e vai retificando à medida que o bebê cresce e o osso alonga	Acompanhamento mensal com o pediatra, que encaminhará a um ortopedista se houver piora do arqueamento
Pé torto	Um certo arqueamento dos pés é habitual, mas deve-se diferenciar o pé torto congênito (fixo) do posicional (transitório)	Consultar o pediatra, pois há casos mais sérios que devem ser tratados com o ortopedista

REGIÃO GLÚTEA (BUMBUM)	SIGNIFICADO PROVÁVEL	PROVIDÊNCIA
Mancha escura ou azulada	Mancha mongólica – encontrada em 90% dos bebês devido a origem mestiça, nos quais a pele em geral torna-se parda ou negra com o tempo	Nenhuma; esmaece naturalmente ao longo dos anos
Pequena prega de pele no ânus	Plicaturas ou pequenas pregas normais do orifício anal	Nenhuma
Pequeno orifício acima do ânus	Fístula no sulco interglúteo – podendo ter secreção ou não	Consultar o pediatra
Tufo de pelos na região do sacro	Pode indicar espinha bífida	Avaliar com o pediatra

Bebês têm características ímpares e peculiares, comprovando que não são adultos pequenos.

FUNÇÕES BÁSICAS

Urina

Pode variar em frequência no recém-nascido, sendo o volume aparente bastante reduzido. Por vezes a observação torna-se difícil, devido à consistência líquida das fezes e sua frequência. A coloração é bem clara e não há odor, passando ocasionalmente imperceptível na fralda, não fosse pela dilatação do gel absorvente.

> A fralda pode por vezes ficar manchada de vermelho ou rosa pela presença normal dos sais de urato na urina do bebê.

Fezes

O recém-nato só deve ter alta da maternidade após evacuar ao menos uma vez.

As primeiras evacuações do recém-nato são peculiares. As fezes são escuras, esverdeadas e pegajosas, porém sem odor, sendo chamadas de mecônio.

Após alguns dias, tornam-se líquidas, de cor amarelo-mostarda, com pequenos grãos (semelhantes a grãos de arroz) e são eliminadas com uma frequência de oito a dez vezes ao dia. Isso se o recém-nato for amamentado exclusivamente ao seio materno.

Os bebês em aleitamento artificial, dependendo do leite utilizado, podem apresentar de uma a duas evacuações por dia, com fezes semipastosas amareladas.

Os bebês em geral tendem a evacuar sempre que mamam. No entanto, podem ficar de dois a três dias sem evacuar, sem que isso signifique algum problema.

Os adultos costumam incomodar-se com o fato de o bebê ficar vermelho e se espremendo, reclamando e fazendo força. Não se preocupem tanto... mesmo que ele não consiga evacuar naquele momento, é natural.

O bebê faz força e fica vermelho, porém às vezes não contrai a barriguinha nem relaxa o ânus, ou seja, fica vermelho pois faz força, mas não contrai o lugar certo.

> *Calma...ele vai aprender!*

Um recurso muito utilizado é a estimulação do ânus com um supositório infantil de glicerina, no momento em que o bebê está incomodado e se espremendo sem sucesso. O estímulo fará com que o bebê relaxe o ânus e contraia o abdome. Assim ele consegue evacuar, fica tranquilo e os pais também!

> *Quanto aos gemidos e reclamações...*
> *é só o que eles sabem manifestar!*
> *Eles não sabem balbuciar, falar ou brincar ainda.*
> *Mude a posição deles no berço com mais frequência.*
> *E, de vez em quando, um colinho ajuda!*

Regurgitação

A regurgitação do leite é um assunto complexo. Muitos bebês apresentam refluxo do conteúdo do estômago após algumas mamadas ou após arrotar.

Em alguns momentos isso deve-se ao fato de o bebê não arrotar. Assim, quando o ar se desloca, traz consigo certa quantidade de leite.

Golfadas volumosas e frequentes – além de arrotos muito fortes – são mais comuns em bebês após 15 a 20 dias de vida e podem significar presença de refluxo gastroesofágico (RGE).

Em 80% dos casos, porém, o RGE é fisiológico, não havendo prejuízo para o crescimento do bebê e não sendo necessário tratamento medicamentoso, apenas medidas posturais antirrefluxo. São bebês que chamamos carinhosamente de "regurgitadores felizes".

Em 20% dos casos o bebê apresenta *deficit* de ganho ponderal (pouco ganho de peso) ou dores, gerando fortes crises de choro, frequentemente após a mamada, o que indica o tratamento medicamentoso e às vezes realização de exames.

Vou citar alguns sinais de alerta, que, uma vez presentes, devem ser relatados ao pediatra:

- Seu bebê parece não estar ganhando peso.

- O bebê chora ou soluça muito, sempre depois de mamar.

- Ele vomita com muita frequência.

- Ele tosse ou engasga muito.

- O bebê fica se curvando para trás, irritado, depois de mamar.

> *Quando se trata de bebês, tudo é transitório, portanto não se desespere, tudo irá se acalmar. Faça apenas o seu melhor!*

As medidas posturais são de grande auxílio para reduzir as golfadas do bebê:

→ Manter o bebê em posição vertical por 20 minutos após mamar;

→ Elevar a cabeceira do berço ou adotar o travesseiro antirrefluxo;

→ Deitar o bebê na cama sobre o lado esquerdo (decúbito lateral esquerdo) após arrotar, segundo alguns estudos, também pode ajudar, pois essa posição exerce uma pressão do estômago sobre a válvula que o comunica com o esôfago, auxiliando no seu fechamento e dificultando o refluxo.

E, se o recém-nato usa leite artificial, pode-se optar por uma fórmula infantil antirrefluxo (AR) que contém um componente espessante para engrossar o conteúdo gástrico, evitando que o leite reflua tão facilmente.

Sono

Este é um item que causa grande apreensão aos pais. O recém-nato precisa dormir de 18 a 20 horas por dia. No entanto, esses períodos de sono são entrecortados pelas mamadas a cada duas ou três horas. O sono do bebê recém-nascido não tem diferenciação entre dia e noite. Então, quando ele dormir, descansem também! Não esperemos noites de sono ininterruptas, pois isso é utopia. Mas lembrem-se: precisamos recarregar nossas energias para o próximo dia! Programem-se para alguns meses de sono interrompido e reduzam, assim, o estresse da expectativa.

> *Como lidar com esse ritmo de sono entrecortado? Durmam junto com eles!*

Os recém-natos devem dormir sem travesseiro, para evitar sufocamento.

A melhor posição para o bebê dormir, segundo os últimos estudos, é em decúbito dorsal – ou seja, de barriga para cima –, prevenindo a morte súbita no berço (síndrome de causa desconhecida), que é um "fantasma" para os pais. Se o bebê for vomitador, mantê-lo em decúbito lateral esquerdo – ou seja, deitado com o lado esquerdo para baixo – tranquiliza a todos, evitando o susto de uma eventual broncoaspiração (sufocação com o vômito).

Recomendo sempre que os bebês durmam no quarto dos pais no primeiro mês. Mas nunca na mesma cama! A proximidade facilita a amamentação e ajuda a monitorar o bebê. Além disso, bebês movimentam-se muito, emitem sons, gemem, resmungam, parecendo por vezes estar incomodados. Mas esse é o "normal" deles.

Quantas noites se curte em "baladas"?
Agora é hora de aproveitar seu bebê!

Curtam seu filho e aproveitem para conhecê-lo mais nesse início. Depois de três meses o padrão de sono vai se modificando, até que – por volta dos nove meses – muitos já dormem a noite toda. E o que podemos fazer para direcioná-los para esse futuro?

→ Estabelecer horários para mamadas, banhos, passeios etc. Rotina é importante para o bebê.

→ À medida que ele crescer, mantenham o bebê um pouco acordado após mamar; assim ele desvincula a mamada do sono e tem mais chances de acostumar-se a dormir sozinho.

→ Evitem situações que podem causar dependência no bebê, como: embalar no colo ou no carrinho, dar-lhe a mão, mexer no cabelo dele ou deixar que ele mexa em partes do seu corpo, dar-lhe palmadinhas ou acariciá-lo continuamente e – principalmente – colocá-lo em sua cama!

> *Não é preciso deixar a casa um brinco,*
> *nem preparar quitutes para visitas.*
> *Vocês precisam descansar!*

O ambiente também é importante:

- Durante o dia, nas sonecas, não escureçam o quarto, nem mudem a rotina de barulhos e movimentos na casa.

- À noite, se quiserem, escureçam o quarto, mantendo menos agitação; não é preciso silêncio absoluto!

- O colchão deve ser firme.

- Por segurança, não usem travesseiro nem deixem panos e brinquedos soltos no berço.

- Alternem sempre a posição de deitar, para evitar assimetrias no crânio do bebê (a cabeça fica mais "achatada" de um lado, o que traz preocupação para os pais, embora para os pediatras isso não tenha significado clínico, mas, sim, estético).

- E lembrem-se: não se fuma no quarto do bebê!

> Curtam cada minuto com seu bebê. As noites em claro proporcionam oportunidades de ficar curtindo e paquerando seu bebê. São momentos a serem guardados na memória e no coração.

Visão

A visão do recém-nato é rudimentar. Ele consegue, porém, focalizar um ponto no centro do seu campo de visão, situado entre 20 e 45cm à sua frente. É a posição em que ele enxerga o rosto da mãe enquanto mama o peito.

Ele consegue fixar o olhar em rostos e alguns objetos – como o "olho de boi", instrumento utilizado ainda por alguns profissionais para avaliação dessa capacidade.

Outra capacidade que revela essa visão é a de imitar gestos faciais.

> Experimentem colocar a língua para fora e repetir várias vezes, lentamente e bem próximo ao seu bebê. É muito mágico observá-lo imitando...

Olfato

O cheiro que habitualmente agita mais o bebê é o de sua mãe. O cheirinho do leite estimula o recém-nascido na busca pelo seio materno e o seu tão agradável e acalentador conteúdo.

Audição

O bebê ouve os sons à sua volta desde o ventre materno. Ao nascer, parece reconhecer esses sons mais familiares, acalmando-se com eles.

> Por isso ele se tranquiliza quando colocado junto ao corpo. O som dos batimentos cardíacos é muito familiar para o bebê.

Se o barulho é mais intenso ou causa vibração no seu leito, ele reage com um movimento de abraço (ver adiante: *Reflexos*). Portanto, não se preocupem se o bebê "estremece" com algum barulho. Ele não está se assustando, mas apenas reagindo ao som de forma instintiva e reflexa.

As vozes familiares podem estimular o bebê, e em pouco tempo poderão ser reconhecidas por ele. Principalmente se faladas naquele clássico tom de voz pra bebê.

> *Conversem e cantem pra ele!*

Temperatura do corpo

A temperatura corporal do bebê é alta, permanecendo entre 36,5 e 37,5°C. Se acharem o bebê quentinho demais, verifiquem se não está muito agasalhado, antes de pensar em se preocupar com febre. As variações dessa temperatura, ou melhor, sua queda, são frequentes. Podem ocorrer na troca de roupas, pela fralda molhada, suor e banho, ocasionando os tão desagradáveis soluços! Não se preocupem. O organismo deles é imaturo e ainda não sabe manter a temperatura estável perante adversidades. Uma troca de fraldas ou a colocação de roupinhas secas são suficientes para restaurar a temperatura. Mas um leite materno quentinho também pode ajudar a aquecer e cessar os soluços!

> *Soluços significam que a temperatura do corpo está caindo, mas também ocorrem se eles mamam gulosamente sem respirar!*

Reflexos

REFLEXO DE MORO OU DO ABRAÇO – reação do recém-nato deitado em decúbito dorsal (barriga para cima) que expressa um movimento de abraço quando levantado e largado no leito ou exposto a barulhos ou trepidação.

> *Não é medo de cair! O bebê fica assustado quando sente a falta de apoio na cabeça.*

REFLEXO DA MARCHA – é testado pelo pediatra na primeira consulta e está presente até o segundo mês de vida.

> *Tão lindinhos, eles nascem sabendo andar e esquecem.* ☺

REFLEXO GASTROCÓLICO EXACERBADO – faz o bebê evacuar após cada mamada.

> *E haja fralda!* ☺

REFLEXO DE PREENSÃO PALMAR – o bebê agarra um dedo ou objeto que é colocado na palma de sua mão.

*Tão forte que arranca os cabelos
da mãe todo o tempo!*

REFLEXO DE SUCÇÃO – faz com que vire a cabeça com a boca aberta em direção ao seio se o bico toca sua face, e abra a boca caso seja tocado no lábio.

*Alguns fazem isso em qualquer colo,
Deixando avós, titias e madrinhas
em maus lençóis!*

REFLEXO VERMELHO DOS OLHOS – avaliado no teste do olhinho. Se presente, afasta a possibilidade de catarata congênita.

*Faz parte dos Testes de Triagem Neonatal.
É realizado habitualmente
pelo oftalmologista.*

Dividir com alguém o peso da responsabilidade pode aliviar o peso da maternidade.

TRANSTORNOS COMUNS

Bebês apresentam sinais que nem sempre significam doenças ou problemas preocupantes. Mas como tudo é novo e diferente nesse mundo da maternidade e paternidade, melhor esclarecer alguns pontos:

Bebês soluçam! ☺

Os bebês têm soluços com bastante frequência. Geralmente o soluço é forte e muito desconfortável para o bebê e para os pais, que se sentem impotentes diante dessa situação.

Como dito no tópico sobre a temperatura corporal, toda vez que a temperatura do bebê cai, o soluço aparece. Se fazem xixi, soluçam... se suam muito, soluçam... se tiramos sua roupa, soluçam... Então, é só colocar a roupinha seca para aquecê-los e colocar um pouquinho no peito – ou dar um golinho de água mineral para aqueles que mamam leite artificial –, e o soluço vai melhorar!

Existem ainda os bebês mais afoitos. Eles sugam com força e muita rapidez, sem paradas para respirar. Por isso podem também apresentar soluços.

> *Fiapos e pedacinhos de papel
> colados com saliva na testa do bebê,
> não fazem parar o soluço!
> Pronto, falei!*

Bebês engasgam!

Os bebês nascem com o reflexo de sucção, mas precisam de tempo para aprender a engolir e respirar alternadamente durante as mamadas, e por isso podem ocorrer engasgos. Por vezes, o jato do leite materno na garganta do bebê também pode gerar engasgos. Afinal bebês não têm o reflexo da tosse ao nascer.

Caso o bebê engasgue, retirem o bico do seio da boca, coloquem em posição sentada e batam nas costinhas. Se não for suficiente, virem o bebê de bruços, segurando o queixo para que a boca fique entreaberta e batam nas costinhas com a mão em concha. O leite que está na boca escorrerá e o bebê irá chorar e voltar a respirar novamente. Se isso não melhorar, peçam ajuda.

> *Apesar de assustador, o engasgo ocorre com
> certa frequência. Ainda bem que os episódios
> não são graves em sua maioria. Então,
> mantenham a calma acima de tudo!*

Bebês nem sempre evacuam todos os dias!

No início, evacuam após cada mamada, inclusive sujando levemente a fralda nos intervalos. Com o tempo, o leitinho passa a ser todo aproveitado, sobrando pouco resíduo para estimular a motilidade intestinal e a evacuação.

Além disso, eles não sabem relaxar o ânus na hora certa; eles se espremem, contraem a barriguinha, mas contraem o ânus junto. Depois aprendem a relaxar o ânus para liberar as fezes.

Então, caso se passem mais de 48 horas sem que o seu bebê evacue, converse com o pediatra sobre a estimulação do ânus com um supositório infantil de glicerina.

Bebês espirram!

Alguns bebês espirram muito desde o nascimento. Por vezes, isso pode significar alergia respiratória no futuro, pois herdaram dos pais essa característica familiar.

Mas na maior parte dos casos são espirros eventuais, relativos à reação nasal à poluição ambiente ou a algum estímulo específico, como cheiros fortes de perfume, desinfetantes ou fumaça de cigarro. Para auxiliar na redução desse sintoma devemos fazer a higiene do nariz ao menos uma vez ao dia, após o banho com soro fisiológico a 0,9%, conforme descrevo a higiene nasal no capítulo sobre medidas de segurança.

Bebês ficam amarelos!

A icterícia (coloração amarelada da pele e dos olhos do bebê) é muito comum em recém-natos. É causada pelo excesso de bilirrubina em seu sangue.

Ao nascer, o bebê apresenta uma coloração bem avermelhada da pele, devido à grande quantidade de células vermelhas (hemácias) no sangue. A destruição rápida dessas células vermelhas no sangue nos primeiros dias de vida libera grande quantidade de bilirrubina na corrente sanguínea do bebê, que não consegue eliminá-la completamente devido à imaturidade do fígado.

Essa é considerada uma icterícia fisiológica e surge após 48 horas de vida. A avaliação do pediatra é importante para verificar a necessidade de exame de sangue. Em geral, para o tratamento, um banho de sol diário, com os raios solares incidindo sobre a pele do bebê vestindo somente uma fraldinha, com proteção da cabeça e dos olhos. São recomendados de 10 a 15 minutos pela manhã bem cedo. A remissão total ocorre em aproximadamente 15 a 20 dias.

Existem as icterícias patológicas, ocasionadas por incompatibilidade entre o sangue da mãe e do bebê, ou por outras causas a serem investigadas. Nesses casos, porém, o surgimento é precoce, antes de 48 horas de vida, impedindo a alta do bebê da maternidade. Serão então indicados os procedimentos adequados para o tratamento, como, por exemplo, a fototerapia (banho de luz) na unidade hospitalar.

Bebês golfam e às vezes vomitam pelo nariz! ☺

Como dito no tópico sobre regurgitação, as golfadas fazem parte da fisiologia do bebê, principalmente em recém-natos, nos quais esse evento é ocasional e geralmente associado à dificuldade de alguns em arrotar após as mamadas.

É importante saber apenas que o bebê às vezes vomita pelo nariz porque não abre a boca totalmente. Esse fato não tem a ver com maior ou menor gravidade do quadro. Nesses casos, após o vômito pode-se lavar as narinas com solução fisiológica, para eliminar a irritação do leite na mucosa do nariz, e até mesmo aspirar as narinas se necessário.

Bebês podem nascer com fratura de clavícula! ☺

Por conta da passagem pelo canal vaginal estreito, principalmente os bebês grandes podem apresentar deslocamento ou fratura da clavícula. Nada tão frequente assim, mas vale a dica.

Então, se vocês observarem que o bebê movimenta pouco o braço, ou chora para vestir a roupa quando levantam seu bracinho, conversem com o pediatra.

Bebês podem nascer com dentes! ☺

Com raras exceções em que o bebê já nasce com dentinhos, este item não faz parte da rotina dos recém-natos. Mas quando isso ocorre devemos estar atentos, procurando acompanhamento precoce com um odontopediatra. Por vezes, nascem moles e podem cair. Se os dentes que nascem precocemente, porém, são firmes, não devem ser arrancados. Essa característica pode ser hereditária, e alguns estudos tentam mostrar uma correlação com síndromes genéticas.

> E por favor, lembrem-se:
> bebês que nascem com dentes
> não trazem mau presságio!

Bebês podem ter febre! ☺

A temperatura corporal dos recém-natos é alta, como já descrevi, até 37 a 37,5°C. Em algumas ocasiões, porém, ela pode aumentar mais ainda e assustar a família.

Após as vacinas, a febre pode ocorrer e, geralmente, na primeira consulta já prescrevo um antitérmico e oriento aos pais como utilizá-lo. Essa reação febril pós-vacinal ocorre habitualmente nas primeiras 24 a

48 horas após a aplicação da vacina. Em outras ocasiões, se a febre surgir, vamos encará-la como um sinal de alarme, mas também como um sinal de defesa!

> A febre não é uma doença, mas um sinal de defesa do organismo do bebê contra algo que está tentando agredi-lo!

Procurem manter-se calmos, usar o antitérmico na dose orientada e observar as próximas 24 horas. Se a febre persistir, entrem em contato com o pediatra; ou, caso não consigam contato telefônico ou o pediatra não esteja no consultório, levem o recém-nato ao pronto atendimento para uma avaliação inicial. Em caso de recém-natos, as maternidades públicas onde eles nasceram costumam prestar esse atendimento. As maternidades particulares não costumam ter esse tipo de acolhimento.

Bebês podem apresentar anormalidades congênitas! ☺

O objetivo deste manual não é estender-se sobre doenças ou síndromes genéticas, entretanto, é preciso esclarecer que existem as anomalias ou anormalidades congênitas (físicas, neurológicas e metabólicas). Podem variar desde uma prega a mais na orelha até um conjunto de malformações (caracterizando uma síndrome) ou uma alteração no teste do pezinho. Algumas mais frequentes já foram inclusive citadas em *Seu bebê passo a passo*.

A mensagem principal que gostaria de transmitir aos pais é a importância do reconhecimento precoce. Quanto mais cedo perceberem uma alteração, seja física, neurológica ou comportamental em seu bebê, tanto mais cedo podemos tentar reverter ou contornar suas consequências. Há casos cirúrgicos ou metabólicos que devem ser tratados imediatamente para garantir a sobrevivência ou a qualidade de vida futura do bebê.

Outros casos devem apenas servir para um aconselhamento aos pais sobre os riscos de reincidência em sua futura prole. É o que chamamos de aconselhamento genético.

As síndromes são cada vez mais comuns em nosso meio, tomemos como exemplo a Síndrome de Down. Esses pequenos especiais são doces, meigos, inteligentes e enriquecem sua família com muito aprendizado. O que os torna mais visíveis é o fato desses bebês crescerem engajados na sociedade, nos dias atuais. Em outros tempos, os pais internavam seus bebês especiais em instituições fechadas para que ninguém os visse. Era como esconder uma falha pessoal.

Felizmente, o pensamento evoluiu e os conceitos mudaram, revelando à sociedade e aos pais que eles são especiais sim, mas podem levar uma vida normal. Cuidados especiais com acompanhamento multidisciplinar, terapias, cirurgias e muito estímulo são necessários. Mas acima de tudo, eles precisam de muito amor. E em troca, eles nos presenteiam com sua luz!

Que fique claro aos pais que não há culpados por anormalidades. Como sempre digo, é a loteria genética!

As dúvidas são muitas, mas sempre há boas soluções ao nosso alcance!

SOLUÇÃO DE PROBLEMAS

Cólicas do recém-nato

Procuro explicar sempre aos meus pacientes que as cólicas do recém-nato são habituais, a partir da segunda semana de vida, aproximadamente até o terceiro mês.

Isso ocorre devido ao próprio "amadurecimento" do sistema digestivo. O feto recebe sua alimentação via placentária, ou seja, através do sangue que vem pelo cordão umbilical. Ao nascer inicia-se o aleitamento e, com ele, a função digestiva propriamente dita. A flora bacteriana intestinal começa a desenvolver-se e o leite ingerido começa a sofrer o processo de fermentação no intestino. Além disso, toda vez que mama, o bebê ativa um movimento natural das alças intestinais impulsionando o alimento em direção ao ânus, que chamamos de reflexo gastrocólico. Daí a produção de gases e as contrações intestinais.

O bebê com cólicas costuma ficar irritado, choroso, agitado, vermelho, sacode os braços e as pernas, e elimina um pouco de gases. Essas cólicas são mais frequentes no final da tarde e início da noite, podendo durar algumas horas (duas a três horas), mas de forma descontínua. Pois cólicas vão e vêm...

> Aproveitem então essas noites em claro, pois no colo eles ficam um pouco melhores, e curtam, namorem seus bebês, pois eles crescerão!

Os estudos revelam maior incidência de cólicas em bebês alimentados com leite artificial (fórmula derivada do leite de vaca), mas na prática diária observamos – com bastatnte frequência – a ocorrência delas nos bebês amamentados exclusivamente ao seio materno.

Algumas dicas podem ser úteis nessas horas difíceis:

→ Mantenham a calma, pois a ansiedade dos adultos só agita mais o bebê e perpetua a cólica;

→ Mantenham o ambiente tranquilo, sem muita gente por perto; uma música suave pode ajudar;

→ Massageiem a barriguinha do bebê com creme ou óleo infantil, no sentido horário, para aquecer a barriga e mobilizar os gases; o contato físico costuma aliviar as dores – encostar a barriga do bebê na sua ou posicioná-lo de bruços em seus braços, apoiando a barriga dele com sua mão, também ajuda; podem tentar usar até uma cadeira de balanço; o colo do pai costuma ser mais quente e, nessas horas, pode ser um diferencial importante.

> *E aqui vai uma dica: o colo do pai nessas horas é o melhor! Pois o colo da mãe tem cheiro de leite e, como o bebê não quer mamar, pode ficar ainda mais irritado.*

→ Façam movimentos de pedalar ou imitando um sapinho pulando, com as perninhas do bebê; assim evitamos o acúmulo dos gases;

→ Compressas mornas e até um banho morno podem ser de grande valia;

→ Não se esqueçam de colocar o bebê para arrotar após as mamadas (ver adiante, em *Amamentação*).

Mas o que podemos fazer para evitar a cólica? Dieta, remédios?

Não há tratamento ou mágica para a cólica. Medicamentos, massagens, colo, acalento, orações – enfim tudo é válido... mas nada é suficiente. Tudo é paliativo, e as orientações variam conforme o critério de cada pediatra.

> *Nada foi feito de errado! É assim mesmo!*

Depois, as coisas se acomodam e esse período tão estressante para os pais se encerra.

> *Por incrível que pareça, não nos lembramos desse período depois. São tantas coisas boas que se sucedem e que se sobrepõem a esse período esquisito... É assim que planejamos e temos o segundo filho.*

Choro

Talvez essa seja a função mais intrigante do bebê, porém revela apenas uma necessidade ainda não atendida.

A ansiedade gerada pelo choro do bebê é enorme. O principal desafio é diferenciar o choro de dor do choro de fome, de manha, de frio ou outro incômodo qualquer que esteja acometendo o bebê.

O primeiro impulso é retirá-lo do berço e ninar. Esse contato físico é benéfico para o bebê, pois ele se sente acalentado.

> *Colo e carinho ajudam na maior parte das vezes. Nada de filmar o choro do bebê pra mandar pro pediatra, em vez de acalentá-lo, hein? Por favor!*

Com o tempo os pais passam a reconhecer e diferenciar esses sons que se assemelham tanto. Mas, enquanto isso não ocorrer, comecem sempre eliminando as causas mecânicas como fralda suja, roupa ou sapato apertados, frio ou calor.

Uma hipótese importante é a dor. Toquem pressionando levemente a orelhinha. Se estiver doendo, o bebê irá chorar mais forte. Dependendo do horário, podem ser as famosas cólicas do recém-nato. Ver no tópico anterior, *Cólicas do recém-nato*.

O passo seguinte é avaliar a possibilidade de fome ou sede. Vejam há quanto tempo ele mamou. No período de verão mais rigoroso, recomendo até mesmo a oferta de pequenas porções de água (10 a 15ml) nos intervalos entre as mamadas, preferencialmente mineral sem gás. Se o intervalo já for maior que uma ou duas horas, a mãe pode oferecer o seio, mas, se o bebê recusar, respeitem.

Existem os bebês que choram por sono. Eles literalmente "brigam contra o sono". Aí, com um pouco de paciência, carinho e uma cantiga ou música ambiente bem calma conseguimos driblar o problema.

> Em último caso vale até
> um passeio de carrinho...
> Ou a tão discutida chupeta!

O uso da chupeta nesses casos de crises de choro é discutível. Por vezes, uma chupeta ortodôntica na hora certa acalma o bebê e evita transtorno e estresse maiores. Recomendo apenas que tão logo o bebê acalme a chupeta seja retirada.

Em alguns momentos apenas abrace seu bebê e diga em seu ouvido que o ama, converse com ele, dê-lhe carinho. Ele escutará os batimentos cardíacos tão familiares durante a gestação e se acalmará. Pode ser que vocês estejam ocupados, que ele esteja apenas pedindo atenção e carinho.

> A paciência é uma virtude
> imprescindível aos pais.
> Calma... tudo se aquietará
> no momento certo.

Dúvidas frequentes

- *Posso cortar o cabelo do meu bebê?*

Sem problemas. Alguns bebês nascem com cabelos bem assimétricos, sendo muito longos em alguns locais e bem curtos em outros. Existem casos em que se raspa parte da cabeça na UTI e ficam umas partes grandes e esquisitas.

Em ambos os casos, a opção de aparar um pouco para igualar ou melhorar o aspecto estético é unicamente dos pais!

> Nada contra os carequinhas...
> Acho lindos!!!

- *Posso furar a orelha do meu bebê?*

Claro que sim. Alguns têm receio de que o bebê sinta dor, outros são contra, pois o bebê quando crescer pode não querer usar brincos. Enfim, é uma decisão pessoal, não médica.

Embora atualmente não se fure orelhas na maternidade – em virtude do risco de infecção –, existe a opção de levar o bebê a uma clínica de vacinação ou outro local de sua confiança, onde um profissional da área médica fará o serviço com toda a assepsia necessária.

> *Decisões não são tão difíceis,*
> *devem apenas ser bem fundadas.*

- **Posso oferecer a chupeta?**

Devido a diversos fatores contraindica-se o uso de chupetas nos dias atuais. Problemas relacionados à amamentação, fala, dentição, respiração e higiene fizeram com que a chupeta fosse abolida por alguns profissionais.

Em contrapartida, são usadas para o estímulo da sucção em alguns bebês e indicadas pela Academia Americana de Pediatria para uso noturno, evitando – inexplicavelmente – a morte súbita no berço.

No entanto, elas existem, e mais uma vez a decisão quanto ao seu uso é dos pais. Existem bebês muito chorões, irrequietos, gulosos, que, uma vez com uma chupetinha na boca, tornam-se anjos!

Só peço que, se optarem pelo seu uso, escolham de preferência uma bem pequena (própria para recém-nato) e ortodôntica. E tão logo o bebê se acalme ou durma, retirem-na de sua boca.

Chupetas não substituem a presença dos pais nem a necessidade de carinho.

> *Há quem diga:*
> *"Chupeta eu tiro um dia, mas dedo..."*

- *Posso ir ao* shopping *com meu bebê?*

Se for essencial, sim. *Shopping centers* e outros aglomerados não foram criados para abrigar recém-nascidos. Mas se há alguma tarefa imprescindível a ser realizada ali, como não? Mas sejam breves!

> *E cuidado com aquelas pessoas que adoram pegar nas mãos do bebê e dar beijinhos... Que tal sair com recém-nascidos sempre de luvinhas?*

- *Posso pintar meu cabelo ou fazer escova progressiva?*

Nos três primeiros meses não aconselho. Mesmo para as mães que não estão amamentando ao seio, sempre ressalto que nesse período o bebê fica muito no colo e esses produtos de cabelo costumam ter cheiros muito fortes.

Após esse período, deve-se evitar tinturas pela presença de chumbo e amônia, pois não há estudos científicos que isentem 100% os efeitos em bebês. Quanto ao formol, na verdade não é indicado pra ninguém. Usa-se por teimosia!

O uso de tonalizantes e outros produtos de alisamento deve ser analisado em conjunto com seu pediatra.

> A maternidade já nos faz belas!
> Complemente com alguns artifícios básicos
> E terá um ótimo resultado!

- **Posso engravidar amamentando?**

Sim, claro! Isso é um grande mito. Um pequeno descuido e uma mãe pode emendar uma gestação na outra. Já vi muitas caírem nessa armadilha.

> Só porque estão amamentando e a menstruação não voltou, não quer dizer que um acidente do destino não possa ocorrer... E nascer depois de 9 meses!

- **Posso tomar medicamentos?**

Se ocorrer uma infecção bacteriana ou viral, não se desesperem. Existem vários antibióticos e analgésicos que podem ser usados com segurança durante a amamentação.

Consultem o obstetra ou o pediatra do bebê após a prescrição, para obter orientação a respeito de seu uso.

> Mães, nada de tomar medicamentos por conta
> própria! Contem sempre com orientação profissional!

- **Posso amamentar com febre?**

Não nos momentos do pico febril. O ideal é aguardar o efeito do antitérmico e, quando a febre baixar, amamentar seu bebê normalmente. Poucos são os casos em que se necessita interromper o aleitamento ao seio materno.

> Alimentem-se bem, bebam bastante água,
> assim haverá uma melhor reposição
> dos gastos demandados pela amamentação,
> e sua defesa imunológica poderá agir melhor!

- **O que faço para reduzir o ciúme dos irmãos?**

Criatividade, carinho e bom senso!

Parece simples, mas depende de cada criança, de sua personalidade, idade e da posição que ocupa na família. Aquele(a) filho(a), neto(a) e sobrinho(a) único(a) sofrerá bastante, pois seu reinado lhe parecerá abalado! Os muito grandes, quase adolescentes, "curtirão de montão" até que o bebê cresça e comece a mexer em suas coisas! Alguns meninos são mais desligados, algumas meninas se sentirão mães também... Enfim... depende.

Os adultos são as peças-chave! Eles têm a tarefa de preparar o terreno antes e após a chegada do bebê, estimulando a participação, dosando a atenção que dedicam aos mais velhos e fazendo com que estes sintam-se queridos pelo bebê. Uma lembrancinha comprada para eles em meio às compras do enxoval, uma cesta igual à que o bebê receberá na maternidade já esperando por eles ao irem visitar o bebê que acabou de nascer, um presentinho para eles dado pelas visitas (tenham bobaginhas embrulhadas e escondidas para as visitas que não tiverem essa ideia), incluí-los nas fotos individuais e em grupo...

Tudo isso pode fazer a diferença na hora de o irmão mais velho encarar a chegada de um novo bebê.

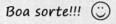

Boa sorte!!! ☺

- *Se eu amamentar meu bebê, minhas mamas vão ficar caídas?*

Não, de forma alguma! Não sei de onde surgiu essa ideia. Mas o fato é que as mamas ficam flácidas com o tempo, independentemente de amamentação. O tônus da pele, hidratação, fatores genéticos e outras coisas irão determinar de fato a situação futura de suas mamas.

E pensar que tantas mães dariam tudo para poder amamentar seus bebês e não conseguem, pelos mais diversos motivos...

> Reflitam: vale a pena deixar de amamentar apenas por vaidade?

Se eu ficar triste ou brigar, meu bebê sente?
O bebê tem uma ligação fortíssima com a mãe. Isso faz com que ele sinta direta ou indiretamente qualquer alteração em sua voz, seus batimentos cardíacos, seu abraço e seu humor.

Além disso, eventos estressantes podem reduzir ou até mesmo inibir a produção do leite materno.

Problemas, todas temos, mas uma mãe deve proteger seu bebê. Em momentos de choro ou brigas, o bebê não deve ficar no colo. Se ele crescer e demonstrar uma personalidade ansiosa, ao menos não será por influência materna.

Mães devem ser sua fortaleza, seu chão, seu porto-seguro, manso e inabalável...

> O mais importante é você saber que fez o melhor pelo seu bebê!

Vacinação, testes de triagem e consultas periódicas podem garantir uma saúde melhor pro seu bebê!

MANUTENÇÃO

Vacinação

É a meu ver o principal recurso que os pais prevenidos podem utilizar para proteger seu bebê. A vacinação baseia-se na administração de um preparado contendo determinado agente infeccioso "inativado" ou morto. Dessa forma estimula-se a produção de anticorpos no organismo do bebê, sem causar a doença.

Hoje em dia, o calendário de vacinação preconizado pela Sociedade Brasileira de Pediatria é extenso e há disponibilidade de quase todas as vacinas nos postos públicos de vacinação, com algumas pequenas variações de tipos de vacinas.

Destinam-se ao recém-nato apenas duas vacinas:

- BCG – contra tuberculose. Evita as formas graves da doença. Aplicada nos postos de saúde e algumas maternidades, via intradérmica no braço direito, região deltoide. Não dá reação febril. Apresenta reação local tardia.

- HEPATITE B – contra a hepatite tipo B. A primeira dose pode ser aplicada na maternidade. As outras estarão incluídas na vacina pentavalente, dada a partir dos dois meses. Disponível nas maternidades ou nos postos de saúde, é aplicada na coxa do bebê, não costuma causar reações, exceto um desconforto local e estado febril.

Em caso de recém-natos prematuros extremos (abaixo de 28 semanas), ou moderados (entre 29 e 31 semanas), dependendo do mês de nascimento, portadores de doença pulmonar ou cardiopatia congênita graves e imunodeficiências informem-se com o pediatra da UTI sobre a possibilidade e a necessidade de aplicação da *Palivizumabe*, vacina contra o vírus sincicial respiratório (VSR), disponibilizada pelo governo mediante solicitação através de formulário especial preenchido pelo pediatra.

Por que as vacinas são aplicadas na coxa?

A vacina contra a hepatite B, além de outras que serão realizadas no futuro, é aplicada na região anterolateral superior da coxa, pois a irrigação sanguínea é ótima. Antigamente era aplicada no glúteo; no entanto, devido à espessura da camada de gordura e à possibilidade de lesões ao nervo ciático, modificou-se o local da aplicação.

> *As avós dirão: "Coitadinho(a)!!!*
> *O bumbum é tão mais gordinho!"*

Mas cadê a reação da BCG?

A reação da BCG ou "pega" da vacina – dada no braço direito ao nascer – é tardia. É uma reação local com vermelhidão, inchaço e, às vezes, secreção, que se inicia em média após 20 a 30 dias da vacinação.

O uso de analgésico/antitérmico ANTES da aplicação da vacina não é recomendado! Isso poderia atrapalhar a resposta imunológica da vacina, que se inicia justamente com a reação febril e local.

> Lembrem-se de que a prevenção é o melhor caminho.

Testes de triagem neonatal

São realizados no recém-nato com o intuito de diagnosticar precocemente alguns distúrbios congênitos, que tardiamente percebidos podem trazer sequelas irreversíveis. São atualmente quatro.

- TESTE DO OLHINHO – Realizado ao nascimento, na maternidade ou logo a seguir por um oftalmologista. Com ajuda de um oftalmoscópio, é testada a presença do reflexo vermelho bilateral na retina do bebê. Serve para diagnosticar precocemente a catarata congênita. Ou para afastar essa preocupação de uma vez por todas!

- **Teste da Orelinha** – Realizado por fonoaudiólogo, avalia a audição do recém-nato através de EOA (Emissão Otoacústica Evocada Transitória). Deve ser realizado a partir de 36 horas de vida até os três meses de idade, em local apropriado, com o recém-nato em sono natural. Se houver falha, deixando o resultado duvidoso, recomenda-se o reteste após 15 dias.

   Nos casos de recém-natos prematuros, que permanecem prolongadamente em incubadoras na UTI, ou em caso de EOA alterada, recomenda-se mais tarde a complementação da avaliação auditiva com a realização do BERA (Potencial Evocado Auditivo do Tronco Encefálico). Converse com o pediatra a respeito.

- **Teste do Pezinho** – Realizado preferencialmente após 48 horas de vida, no sangue coletado em papel-filtro por punção na parte lateral do calcanhar do recém-nato. Pode ser colhido nos postos de saúde ou em laboratórios de análises clínicas particulares, e por vezes na própria maternidade. Em bebês prematuros ou submetidos à transfusão sanguínea, pode ser necessária a repetição com 90 a 120 dias de vida.

   Serve para triagem de algumas doenças congênitas raras, porém causadoras de grandes transtornos que podem ser prevenidos com o diagnóstico e tratamento precoces.

   Nos postos públicos, o Programa Nacional de Triagem Neonatal (PNTN) inclui testes para o diagnóstico de fenilcetonúria, hipotireoidismo congênito, fibrose cística e hemoglobinopatias como anemia falciforme.

Os laboratórios privados disponibilizam testes expandidos, com rastreio de mais de 40 doenças raras como deficiência de G6PD e infecções congênitas como sífilis e HIV, dentre outras.

Cabe comentar aqui uma ocorrência frequente, que é o diagnóstico do *traço falcêmico* pelo teste do pezinho. Devo esclarecer que essa é uma anormalidade sem nenhum significado clínico. Os bebês com traço falcêmico apresentam apenas um gene da anemia falciforme, portanto não desenvolvem a doença! Eles terão vida normal. Temos apenas que orientar quanto ao aconselhamento genético. Para tal, costumo solicitar o exame de sangue dos pais para avaliar a origem dessa herança genética e a possibilidade de o casal em questão ter um filho com a doença falciforme futuramente. Do mesmo modo, esses bebês deverão ser esclarecidos futuramente para fazerem o mesmo ao escolher sua/seu parceiro para procriar.

• TESTE DO CORAÇÃOZINHO – Realizado preferencialmente após as primeiras 24 horas de vida, antes, porém, da alta hospitalar do bebê. Tem como finalidade permitir o diagnóstico precoce de cardiopatias congênitas graves, através da medida da saturação de oxigênio (nível de oxigênio no sangue) por um aparelho chamado oxímetro.

É um exame rápido, indolor, não invasivo e de baixo custo, pois esse aparelho encontra-se em qualquer unidade hospitalar; sendo de fácil manuseio, deve ser executado por um profissional da enfermagem. Usa-se um sensor com luz interna, que mede a saturação de O_2 inicialmente na mão, depois no pé do bebê. Acima de 95% é considerado normal. Abaixo desse nível, deve-se indicar outros tipos de exames para esclarecimento diagnóstico.

Essa avaliação cardiológica deveria sempre ser realizada ainda durante a gestação, por meio de um ecocardiograma fetal, o que permitiria direcionar gestantes com bebês cardiopatas para maternidades com aparato necessário à sua assistência pós-natal imediata. Mas caso a mãe não tenha feito essa avaliação pré-natal, cabe a avaliação diretamente no bebê, para um diagnóstico precoce.

Puericultura

É o acompanhamento mensal do bebê durante o primeiro ano de vida. A puericultura (estudo do desenvolvimento da criança) deve ser realizada por um pediatra de sua confiança, com quem serão esclarecidas as dúvidas. Nessas consultas de acompanhamento serão medidos o peso, a estatura e o perímetro cefálico. Também há o exame físico completo do bebê, mediante o qual são verificadas anormalidades ou intercorrências na saúde do bebê. São analisados os resultados dos exames de triagem neonatal visual, auditiva e sanguínea.

Orientações sobre comportamento, higiene, amamentação, sono, cólicas e outros também fazem parte dessa consulta.

Tudo isso encontra-se bem descrito nos capítulos sobre a consulta pediátrica e a primeira consulta do bebê.

Mas lembrem-se de limitar-se às situações do momento, para não desperdiçar tempo precioso de consulta com dúvidas de situações futuras que poderão ser vistas a seu tempo!

A amamentação é regida por instintos! Isso não quer dizer que será fácil. Mas sem dúvida será extremamente prazeroso!

AMAMENTAÇÃO

Recomenda-se que a amamentação ao seio materno seja realizada logo após o nascimento do bebê, se possível ainda na sala de parto.

A sucção precoce do seio é de extrema importância para o ciclo da amamentação, pois é a sucção que estimula a produção dos hormônios prolactina e ocitocina, responsáveis, respectivamente, pela produção e ejeção do leite materno. Portanto, desde o início deve-se estimular a boa pega do seio, para prevenir fissuras e provocar a descida do leite. Mesmo assim, em algumas mulheres a descida do leite demora até 72 horas.

Nos primeiros dias após o parto, a lactante produz o colostro (leite menos volumoso, translúcido, de cor amarelada) que é muito rico em vitaminas, proteínas e anticorpos, além de estimular o desenvolvimento da flora intestinal do bebê, pela presença dos lactobacilos (efeito simbiótico).

Existem casos em que o aleitamento ao seio materno não pode ocorrer, seja por razões psicológicas ou físicas, e, nesses casos, o pediatra saberá exatamente o que indicar à família para substituição.

Neste capítulo quero me reportar diretamente à mãe, por se tratar de um assunto pertinente à mulher. Os pais são parte importante do processo, de modo ativo, dando todo apoio e participando desse momento tão lindo.

> Se for impossível o aleitamento ao seio, nada de culpa!

Vantagens para o bebê

O leite materno é o alimento ideal, contendo todos os nutrientes necessários para os primeiros seis meses de vida do bebê. De fácil digestão, o leite materno protege o bebê contra diversas doenças, contribuindo com o fortalecimento do sistema imunológico, proporcionando crescimento e desenvolvimento intelectual melhores, além de estar sempre prontinho, aquecido e cercado de carinho.

A sucção do seio contribui para o desenvolvimento da musculatura oral e, consequentemente, a fala e a respiração.

Vantagens para a mãe

Reduz o sangramento uterino pós-parto, diminui a ocorrência de cânceres de mama, ovário e útero, além de prevenir doenças cardiovasculares. Sem contar que ajuda a mãe a retornar mais rapidamente ao peso ideal. Mas lembrem-se de usar um sutiã de algodão, apropriado, com boa sustentação.

Além de tudo, o leite materno é econômico e prático!

Ambiente

Procure um ambiente tranquilo e reservado para o momento da amamentação. Isso é fundamental para facilitar a saída do leite e evita que o bebê se distraia ou se assuste, interrompendo a mamada.

Higiene do seio

Limpe os seios com água filtrada antes das mamadas e, se estiver usando algum medicamento para fissuras nos mamilos, lave-os com água e sabonete, e, em seguida, umedeça os bicos com o próprio leite.

Ao final de cada mamada, repita a aplicação de leite no bico, para ajudar a prevenir as fissuras.

E não se esqueça de lavar as mãos com água e sabonete antes de pegar seu bebê pra mamar.

Horário, duração e intervalos das mamadas

O leite materno deve ser oferecido à vontade, ou seja, o recém-nato só precisa ser alimentado no peito quando manifestar vontade, sem horários fixos predeterminados. É o que chamamos de livre demanda.

Em média são 10 a 12 mamadas em 24 horas, com intervalos aproximados de duas horas a duas horas e meia. Nada muito matemático!

De preferência, o bebê deve esvaziar a mama, pois o leite final é mais rico em gorduras (mais calórico), dando maior sensação de saciedade. No entanto, alguns bebês não conseguem o esvaziamento completo e dormem, principalmente no primeiro mês, em que a quantidade de leite produzida é maior do que a necessidade do bebê.

Em geral são 10 a 15 minutos de mamada em cada seio.

> Normalmente as meninas mamam um seio e dormem; já os meninos mamam ambos os seios e choram pedindo mais.

Posição

Deve ser confortável para ambos. Existem várias opções para serem testadas, verificando-se qual a melhor para cada mãe/bebê. Procure sempre alternar as posições de amamentação.

- **BARRIGA COM BARRIGA**

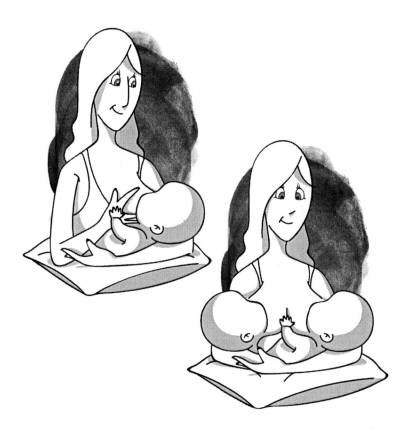

É a posição mais tradicional, em que a mãe deve estar sentada e apoiar o bebê em seu corpo, como se fosse barriga com barriga. Se precisar, coloque um travesseiro no colo para que o bebê fique na altura das mamas.

Apoie o bebê no braço, com a cabeça repousando sobre a prega do cotovelo, mantendo a mão em seu bumbum. Segure o seio com a mão livre para auxiliar a pega.

- ### SENTADA CRUZADA (NO OUTRO SEIO)

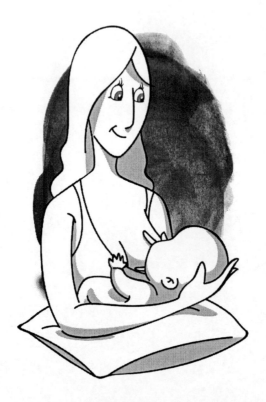

Sentada, coloque o bebê de encontro ao corpo e segure-o com o braço oposto ao da mama em que ele vai mamar. A cabeça do bebê deve ficar apoiada na mão da mãe. Se for necessário, pode usar um travesseiro para manter o bebê na altura dos seios.

- **DEITADA (RECOSTADA)**

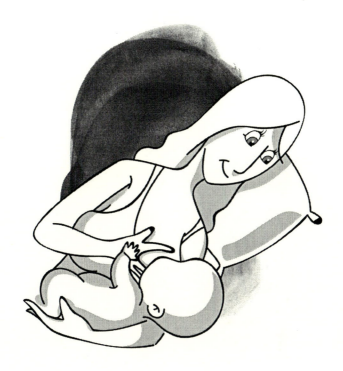

Mãe e bebê ficam deitados (recostados) um de frente para o outro, com o rosto do bebê na direção da mama que está apoiada na cama. A cabecinha do bebê deve ficar levemente erguida por um travesseirinho.

Cuidado: amamentar deitada pode favorecer a passagem de leite para as tubas auditivas do bebê e ocasionar infecção nos ouvidos (otite).

- CAVALINHO

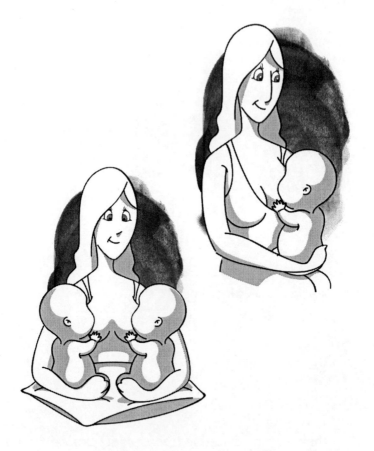

A mãe deve colocar o bebê sentado em sua perna, de frente para as mamas, na posição de "cavalinho". Dessa forma, a cabeça do bebê vai estar um pouco acima da mama. Essa posição é indicada para bebês com refluxo, prematuros ou que têm dificuldades na deglutição.

- INVERTIDA (BOA OPÇÃO PARA MÃE DE GÊMEOS)

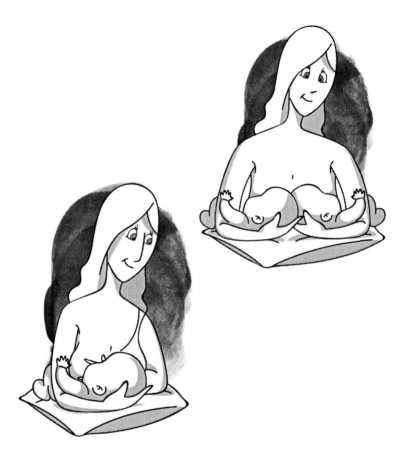

A mãe fica sentada e o(s) bebê(s) ficam com o corpinho debaixo de suas axilas, com a barriga apoiada nas suas costelas. A mãe apoia o corpo dos bebês com os braços e a cabeça com as mãos, e as perninhas ficam para trás. Como se estivesse segurando uma bola de futebol americano. Essa é uma das posições preferidas por quem tem bebês gemelares e quer amamentá-los ao mesmo tempo.

- ESCORREGADO (ENGANA BEBÊ)

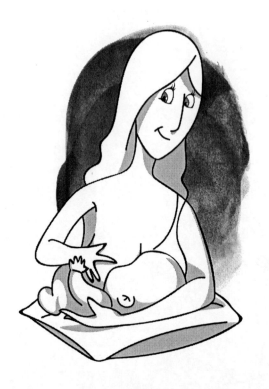

Apesar de não ser relatada na literatura, indico essa posição para os bebês que só querem mamar um seio. É a posição tradicional, porém, ao fazer a transição de uma mama para a outra, não se vira o bebê, mantendo ele apoiado nos braços na mesma posição, mas escorregando-o em direção à outra mama, sem encaixá-lo embaixo do braço. Ele é "enganado", pois continuará mamando com a cabeça virada para o mesmo lado, porém o outro seio.

- **"Pega correta"**

Com o bebê na posição anteriormente escolhida, olhando para o seio, é hora de mamar!

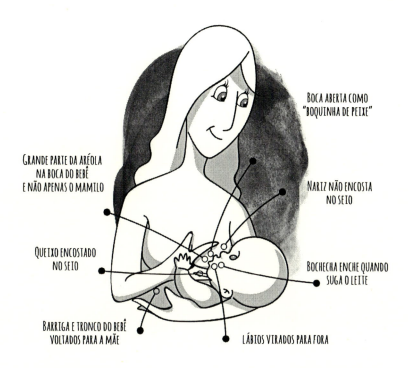

Encoste e passe o mamilo nos lábios do bebê. Isso fará com que ele abra bem a boca, abocanhando o mamilo e a aréola ("pega"). O queixo dele deve ficar encostado no seio, com o lábio inferior virado para fora, parecendo "boca de peixe". Os movimentos da língua e da mandíbula do bebê são responsáveis pelo esguicho do leite direto na garganta. Por isso eles se engasgam de vez em quando.

A dor decorrente da amamentação é uma queixa muito comum no primeiro mês do aleitamento. Isso ocorre por conta da pega incorreta. Os mamilos sugados incorretamente podem ficar feridos, formando as chamadas fissuras.

Daí a importância de encontrar uma boa posição para ambos, esvaziar um pouco a mama antes e passar um pouco de leite nos mamilos após as mamadas, gerando um resultado perfeito.

Se a pega é boa, o mamilo sai alongado da boca do bebê.

> Aprecie seu bebê durante a mamada!
> Você verá que ele não é uma bomba-relógio pronta para explodir...

Existem mitos a serem desvendados sobre as fissuras:

- Não é possível prevenir fissuras mamárias esfregando os mamilos com toalha felpuda ou "buchinha".

- Produtos naturais, como a parte interna da casca da banana ou do mamão, apesar de possuírem efeito cicatrizante, possuem germes, sendo desaconselhados como tratamento.

Revezamento

Procure iniciar a mamada pelo seio em que o bebê mamou por último, na mamada anterior. Esse revezamento auxilia no ganho ponderal (ganho de peso) do bebê. Além disso, essa sobra do último seio sairá com mais facilidade do que o leite inicial, quando a mama está muito cheia.

Volume do leite

O colostro demora um pouco a descer e, quando chega, é em pequeno volume ainda. Mas nada de nervosismo, pois o bebê vai aprendendo a mamar enquanto o leite vai aumentando em volume e encorpando. Tudo na sequência e no tempo correto.

> *Papai do Céu fez tudo milimetricamente planejado...*

Como disse, a sucção do seio desencadeia a produção e a descida do leite; portanto, quanto mais o bebê sugar, mais leite será produzido. Além disso, a lactante deve ingerir bastante água e outros líquidos antes e depois de amamentar. Lembre-se de ingerir ao menos dois litros de água por dia.

Como amamentar dá sede!

Como já mencionado, no primeiro mês após o nascimento do bebê, há um excesso de produção do leite materno que deixa as mamas muito cheias, endurecidas, ocasionando desconforto, dor e até febre. O bico fica mais plano (achatado), dificultando a pega. A isso chamamos de ingurgitamento ou empedramento.

Quando acontecer, deve-se retirar um pouco de leite antes de oferecer a mama ao bebê (ver adiante, em *Técnica de Ordenha*), até amolecer a aréola. Após o término da mamada, aplicar compressas frias, reduzindo assim o processo inflamatório local.

Interrupção

Para interromper a mamada, se o bebê não quiser largar sozinho, coloque o dedo mínimo no canto de sua boca, que ele soltará sem machucar.

Arroto

Após a mamada em cada seio, levante o bebê, colocando-o na posição vertical, encostado em seu ombro, apoiando sua cabecinha com a mão, até que ele arrote. Pode-se bater levemente em suas costas para ajudar na subida do ar. Se não conseguir, deite-o novamente por alguns segundos e suspenda em seguida, para que os gases se desloquem.

> Bebês que mamam no peito arrotam menos! Isso porque ingerem menos ar durante as mamadas. Os que tomam mamadeira ou têm refluxo fisiológico soltam mais ar.

Dúvidas sobre o aleitamento materno

- Não existe *leite fraco*. Seu leite é adequado para o seu bebê. Para certificar-se, observe se o bebê mostra-se satisfeito após mamar e urina bastante; além disso, verifique mensalmente o ganho de peso e o crescimento do bebê.

- Não é necessário dar água ou chás para o recém-nascido.

- Em caso de fissuras no bico do seio, a posição invertida pode ser interessante. Se o bico estiver muito rachado, ofereça uma mama por vez, ordenhando manualmente o outro seio e complementando com o leite num copinho ou seringa.

- Uma boa alimentação para a mãe pode favorecer o volume e a qualidade do leite. É bom evitar alimentos demasiadamente gordurosos, temperos fortes, refrigerantes e cafeinados. Não fume e evite bebidas alcoólicas.

• Importante saber que não é o fato de beber leite, canjica e outros derivados do leite que fará aumentar a produção do leite materno. É o fato de beber muita água e outros líquidos que dá esse resultado positivo no volume do leite produzido.

• Mamilo invertido ou plano dificulta a pega do bebê. Existem vários exercícios e recursos – como o uso de bicos de silicone – que podem ser recomendados pelo seu obstetra desde o pré-natal, ou posteriormente pelo pediatra.

• Mastite é uma infecção causada pela evolução do processo inflamatório do ingurgitamento, com ocorrência de vermelhidão, febre, dor e outros sintomas. Caso aconteça, aplique compressas mornas antes das mamadas ou deixe a água quente do chuveiro cair sobre as mamas, massageando delicadamente a área empedrada e esvaziando parcialmente a mama. Use um sutiã com boa sustentação e peça avaliação do seu obstetra.

• Contraindicações formais ao aleitamento ao seio são poucas. Dentre elas temos algumas doenças raras do bebê, como fenilcetonúria e galactosemia; em tais casos o pediatra irá introduzir uma fórmula infantil adequada assim que diagnosticá-las. Além disso, doença materna contagiosa, grave ou incapacitante, incluindo os distúrbios mentais severos, uso de imunossupressores e drogas ilícitas, tratamentos com radiação e HIV materna também podem impedir a amamentação. Mas em todas as instâncias a análise deve ser feita caso a caso, e sempre com a orientação de um profissional médico que irá determinar o caráter definitivo ou temporário do impedimento.

Técnica de ordenha

Massageie a mama em movimentos circulares com a palma das mãos. Pode sacudi-la gentilmente.

Coloque firmemente o polegar acima da aréola e os dedos indicador e médio abaixo dela. Empurre os dedos para trás em direção ao corpo, espremendo levemente o mamilo, em compressão rítmica.

Ao parar de sair leite, pode trocar a posição dos dedos para as laterais da aréola.

O uso de bombas manuais ou elétricas é opcional. Podem ser inclusive alugadas. Depende da adaptação da lactante.

Armazenamento do leite humano
(para as mães que trabalham fora)

- Temperatura ambiente: até 6 horas.
- Geladeira comum: até 24 horas.
- *Freezer*: até 20 dias.

No caso de mães que trabalham fora, o leite materno pode ser ordenhado e armazenado para ser oferecido posteriormente ao bebê pela pessoa que irá cuidar dele.

Deve-se usar recipiente de vidro (lavado previamente com água e sabão, e fervido por 10 minutos) para o armazenamento do leite. O leite congelado ou refrigerado deve ser aquecido em banho-maria desligado, e mexido lentamente para misturar os componentes (homogeneização). Não podemos ferver o leite humano. A quantidade a ser aquecida deve ser calculada de acordo com a orientação do pediatra e com a aceitação do bebê, pois a sobra não pode ser reaproveitada ou reaquecida.

Dicas importantes

- Dez dias antes de voltar ao trabalho comece a retirar e guardar o excedente do leite.

- Ofereça o peito antes de sair de casa para o trabalho e logo que retornar.

- Nos dias de folga ofereça o peito à vontade.

- Durante o trabalho retire o leite nos horários em que o bebê iria mamar, caso ele estivesse com você, e guarde em recipiente esterilizado, em geladeira ou *freezer*.

- Avise a quem ficar com o bebê durante a sua ausência para oferecer, preferivelmente, com colher, copo ou seringa o leite ordenhado.

Bancos de leite

Os Bancos de Leite Humano (BLH) funcionam 24 horas por dia, e existem postos de coleta em muitas maternidades públicas do Brasil. Os BLH possuem pessoal capacitado para ajudar as mães na amamentação e para processamento do leite humano doado às maternidades.

Se tiver dificuldades com posição, pega, esvaziamento de alívio, empedramento e outros, além de doação, procure informações sobre o BLH mais próximo de sua residência. Lá, profissionais experientes e atenciosos lhe darão toda a ajuda que necessitar. Você terá uma grata surpresa, vale conferir!

> Amamentar é um lindo ato de amor.

Essa afirmativa é correta; porém, devo salientar que o maior ato de amor está no fato de suprir as necessidades do bebê.

Se você é mãe do coração, mãe que não produziu leite ou possui impedimento à amamentação, e mesmo aquela cujo recém-nato não pode sugar o seio (por prematuridade ou outra impossibilidade específica) deve orgulhar-se de sua condição de mãe e suprir as necessidades alimentares de seu bebê com todo amor e carinho. Acalente e mantenha o bebê bem juntinho ao corpo, na hora da mamadeira, para que sinta seu calor e aconchego.

> Seu bebê precisa muito de aconchego e troca de olhares!

Fórmulas infantis (aleitamento artificial)

Para as mães que não gestaram, que chamo carinhosamente de mães do coração, ou para aquelas que, pelos motivos mais diversos, não podem amamentar ao seio ou precisam oferecer algum complemento lácteo para ajudar no crescimento e ganho de peso do seu bebê, existem as fórmulas infantis.

As fórmulas infantis são compostos lácteos obtidos a partir da proteína do leite de vaca ou soja. A lactose é seu principal carboidrato, podendo ser acrescida de amido, maltodextrina e sacarose. Dentre as gorduras utilizam-se as vegetais – para melhor digestibilidade – e os ácidos graxos de cadeia longa (DHA e ARA), para incrementar o desenvolvimento do sistema nervoso central e das funções cognitivas. São enriquecidas com os mais diversos elementos (vitaminas, sais minerais, nucleotídeos e prebióticos) para apresentarem a composição mais semelhante possível à do leite materno.

Existem fórmulas de partida para prematuros, acidificadas, hidrolizadas parcial ou extensamente, à base de aminoácidos, espessadas, sem lactose, com proteína isolada de soja... enfim, são inúmeras opções no mercado. Fabricantes renomados no segmento de alimentos infantis obedecem às exigências do Codex Alimentarius e da Anvisa, para oferecer o melhor conforme as necessidades de cada bebê.

Mas quem vai decidir *se* vai usar e *qual* vai usar é o pediatra. Que – junto com os pais – chegará a um veredito.

Portanto, nem adianta tentar fazer essa escolha sem orientação!

Filhos são anjos que Deus coloca em nossas vidas.
Eles nos ensinam a amar, a dividir, a somar...

Recomendações gerais

Não aceitem indicação de medicamentos feita por leigos

Parentes, amigos, balconistas de farmácia ou profissionais de saúde de seu convívio não conhecem o SEU bebê. Tirem suas dúvidas com o pediatra! Afinal, se a dica do leigo não funcionar, o pediatra será procurado para corrigir a situação e questionará sua atitude. Portanto, é melhor pedirem em primeiro lugar a sua orientação.

Cuidado com a internet!

Trata-se de um instrumento de comunicação excelente, porém com sérios problemas quanto à confiabilidade das informações veiculadas. Informem-se sobre os *sites* confiáveis. Em meu *site* ofereço dicas para os pais com *links* úteis, de bom conteúdo, para serem visitados.

Arrumem-se sempre ao acordar, queridas mães, pois isso lhes dará energia positiva e motivação para a rotina diária. Xô, cansaço!

Vocês podem ter muitos filhos,
mas sempre existirão dúvidas.
Nunca sabemos de tudo, pois cada bebê é único!

Informações adicionais

Comportamento dos bebês

Recém-nascidos têm características peculiares. São bem diferentes dos bebês maiores. Diferem também entre si, e por vezes associamos essas diferenças ao sexo do bebê. Não vou enaltecer um sexo em detrimento do outro, mas vou apresentar minha experiência com cada um deles. Lembro, no entanto, que, como em toda regra, existem as exceções. Em saúde não estamos lidando com ciências exatas, portanto não existem o *nunca* ou o *sempre*. E sim o *talvez*, o *geralmente* e/ou *na maioria dos casos*.

- Habitualmente, meninas são mais calmas, mamam menos tempo e saciam logo.

- Os meninos são geralmente mais agitados, mamam mais tempo e não são facilmente saciados, mamando a intervalos curtos.

Em contrapartida, as meninas costumam demonstrar maior desenvolvimento motor, sustentando por vez a cabeça quando em decúbito ventral ("de bruços") antes de completarem um mês.

No entanto – quando descontentes –, ambos reagem com choro forte, de mesma intensidade, até sentirem-se novamente contentados.

E para os pais que têm mais de um bebê, – por mais que não tentem comparar – fica clara a diferença entre eles. Cada um nasce com suas peculiaridades, e aos poucos revelam sua personalidade.

Desenvolvimento dos bebês

Quando se fala em desenvolvimento dos recém-nascidos, pensamos logo em quanto crescem e engordam ao longo desses primeiros 28 dias de vida. Mas precisamos pensar um pouco além, no seu desenvolvimento motor e cognitivo. *O que esperar do bebê?* Não muito, mas o bastante.

- Que rodem lentamente a cabeça para os lados, quando colocados de bruços, com direito a "narigadas" na cama, levantando a cabeça a no máximo 45°.

- Que respondam ao som com movimentos corporais ou orientação da cabeça.

- Que fixem os olhos em objetos e os sigam por curto espaço.

- Que fixem os olhos no rosto de quem os observa de perto.

- Que sorriam; inicialmente durante o sono e, após a terceira semana, já um sorriso social.

- Que a cabeça fique pendente, se levantados pelas mãos.

- Que, deitados de costas, mantenham atitude de flexão. (pernas dobradas sem tocar a cama).

Humor das puérperas (novas mamães)

Muitas mulheres apresentam uma sensação de tristeza após o parto. É uma sensação de incapacidade de lidar com tantas informações e responsabilidades novas. Surgem desânimo, irritabilidade, impaciência, insegurança, preocupação, dúvidas... e uma tremenda vontade de sentar num cantinho e chorar.

Calma! Lembram do "saquinho de culpa" de que falei? É hora de deixá-lo de lado!

Sua família pode ajudar bastante. Seu companheiro também. Mas o principal é terem a certeza de que estão fazendo o seu melhor!

Não tem certo, nem errado.
Tem o seu jeito de fazer!

Quanto mais seguras vocês se sentirem, mais fácil será superar essas primeiras semanas da nova jornada que se inicia.

Isso não é depressão pós-parto!

A depressão vai muito além de alguns dias e apresenta agravantes como oscilações do humor e visão distorcida do bebê. Por exemplo, a mãe enxerga o bebê mais magro ou mais gordo do que realmente está e muitas vezes quer ficar longe dele. Se notarem algo desse tipo, o pai do bebê ou a família devem procurar imediatamente ajuda para o tratamento precoce da depressão.

> As mães passam por uma transformação muito grande! Dessa transformação momentânea, surgirá uma nova mulher com o título de MÃE, que fará parte de seu nome.
> Para sempre! ☺

Acreditar em quem ou em quê?

Segundo Goethe, "a superstição é a poesia da vida". Crenças populares são poesias às vezes inócuas, não prejudicando seu bebê. Tentem apenas separar as crendices boas (fiapo na testa detém o soluço) das más (arrotar no peito seca o leite), para não expor seu bebê, e tampouco estressar-se à toa.

Confiem em si, ouçam com atenção os conselhos de sua mãe ou sogra, mas filtrem e tomem decisões baseadas em seu bom senso.

Confiem no pediatra, abordem durante a consulta assuntos e dúvidas pertinentes a vocês como pais, e não os de outros que ficam levantando problemas onde não existem.

Não confiem, logo que chegarem a vocês, em notícias de redes sociais, *blogs* e *sites*. Chequem a veracidade dos fatos. O Google existe para isso! Notícias e fatos verdadeiros têm datas (que raramente são divulgadas em redes sociais). Se não houver data nem fonte, não confiem nem divulguem. Existem correntes perniciosas de notícias falsas!

E, finalmente, tenham fé! Se fomos criados para sermos pais e mães, é porque temos capacidade para tal. Confiem nessa essência maternal que nos fez brincar de boneca e "papai e mamãe".

> *Lembrem que, quando nasce um bebê,*
> *uma mãe e um pai também acabaram de nascer!*
> *E vão desenvolver-se lentamente,*
> *junto com seu bebê!*

Comunicação com o pediatra

O pediatra é um dos poucos profissionais que mantêm a essência da medicina. Ele é um "médico de família" que na maioria das vezes se disponibiliza a atender os pais de seus pequenos pacientes, seja no consultório ou até mesmo por telefone, em suas horas de folga. Mas, cuidado, não abusem! Ele é um profissional dedicado, porém é um ser humano. Precisa de descanso, tempo para a família, religião ou até mesmo um esporte! Dúvidas pequenas e não emergenciais devem ir para a lista da consulta do mês. Decisões mais imediatas sugerem uma ligação telefônica.

Outras formas de comunicação como *e-mail*, Messenger, WhatsApp etc. devem ser acertadas com cada profissional individualmente. Até porque o CFM (Conselho Federal de Medicina) decretou – desde 2011 – diversas restrições quanto ao uso desses meios de comunicação pelos médicos para orientação a pacientes.

O principal ponto a ser ressaltado aqui, entretanto, é que os pais verifiquem, antes de levar o bebê a uma consulta de urgência, se realmente isso é necessário. Para tal, existe a comunicação por telefone. Liguem antes, até para não expor desnecessariamente um recém-nascido a um pronto-socorro.

> *O celular do pediatra é um carinho que ele lhes fornece, servindo de meio de comunicação rápido e imediato entre vocês.*
>
> *Usem com responsabilidade!*

Licença-maternidade / paternidade

A licença-maternidade é direito de todas as mães, tanto as que gestaram no ventre quanto as que gestaram no coração. Sendo que – neste segundo caso –, dependendo da idade da criança adotada, pode haver variação do período padrão.

A legislação determina um período de 120 dias, contados a partir da data do parto. As funcionárias públicas já contam com uma licença de 180 dias.

Atualmente existe uma lei federal que determina mais 60 dias de licença para as funcionárias de empresas privadas inscritas no Programa Empresa Cidadã.

> Com base na Lei 11.770/2008, para que a funcionária possa requerer a prorrogação da licença-maternidade por mais 60 (sessenta) dias, a empresa para a qual ela trabalha deverá estar cadastrada no Programa Empresa Cidadã, podendo aderir ao programa mediante requeri-

mento dirigido à Secretaria da Receita Federal do Brasil, porém, o pedido da prorrogação deve ser feito pela beneficiária até o final do 01 (primeiro) mês após o parto.

Já os pais têm de cinco a 20 dias de licença-paternidade em empresas privadas e 20 dias se forem funcionários públicos.

Para as mães que amamentam ao seio, a CLT (Consolidação das Leis do Trabalho) determina o direito a dois descansos especiais de meia hora cada um, durante a jornada de trabalho, até que seu bebê complete seis meses. Mas a maioria das empresas oferece, em vez disso, uma extensão da licença por mais 14 dias, caso solicitada por escrito pelo pediatra assistente.

O art. 93, parágrafo 3º do Regulamento da Previdência Social (RPS), aprovado pelo Decreto nº 3.048/99, estabelece que, em casos excepcionais, os períodos de repouso anterior e posterior ao parto podem ser aumentados de mais 02 (duas) semanas, mediante atestado médico específico.

E caso desejem emendar a licença-maternidade com férias, lembrem-se de que a extensão da licença tem que ser gozada antes das férias, imediatamente após os 120 dias!

→ Cabe ressaltar que a estabilidade do emprego para a mãe vai desde o diagnóstico da gestação até cinco meses após o parto. Portanto, melhor usar a diplomacia nas negociações.

Aproveite todo o tempo possível ao lado de seu bebê, mas tente descansar também, para voltar ao trabalho com carinha de mãe feliz!

É INCRÍVEL COMO UM SER TÃO PEQUENO NOS DEIXA ASSIM, SEM PALAVRAS PARA DESCREVER A SUA IMPORTÂNCIA EM NOSSAS VIDAS!

Termo de responsabilidade

A responsabilidade sobre os bebês é da mãe e do pai!

Cuidado com opiniões leigas múltiplas, para não perderem o foco. O pediatra é responsável apenas pela sua orientação e pelos cuidados de saúde com o bebê. Cuidem bem do seu bebê. Deem todo seu carinho, amor e atenção, mas também estabeleçam limites e proporcionem-lhe educação desde cedo. Mais tarde ele irá lhes agradecer.

Se algum acidente ou erro ocorrer no dia a dia, não se culpem pessoal ou mutuamente. Isso acontece com todos em algum momento.

Mãe e pai devem ser parceiros e cúmplices nas decisões que envolvem o bebê. Devem ser companheiros e participar das atribuições diárias, lado a lado!

Mãe e pai erram tentando acertar. E se alguém quiser criticar ou tentar crucificá-los é porque nunca foi mãe nem pai!

Mesmo que os caminhos não sejam simples,
eu vou até o fim de cada um deles para te proteger,
para amar você!

TERMO DE GARANTIA

Os bebês em geral apresentam pequenas falhas de fabricação. Mas não há garantia de fábrica. Portanto, amem-nos incondicionalmente e façam seu melhor. Aproveitem as noites em claro para admirar o bebê de vocês... o choro para brindar seus ouvidos com a presença viva dele. E as falhas... quem não as tem?

Quando o bebê nasce, todos nos dizem que os primeiros três meses são os mais difíceis. Claro, é uma adaptação mútua. O bebê adaptando-se ao meio, à alimentação e aos pais. Os pais adaptando-se à presença da terceira ponta de um triângulo amoroso que a família será a partir dali.

Só bem depois, adianto-lhes, percebemos que esses momentos iniciais são os melhores. E deixam saudades...

> *Nossos bebês são presentinhos de Deus!*
> *E depois vocês vão sentir saudades*
> *de tudo isso...*

Com o tempo eles crescem e a vida segue. Retomamos os planos e sonhos que deixamos "na geladeira" por um tempo, só que agora com a família maior.

> "Como sempre digo aos pais de meus pacientes,
> quando eles reclamam de muitas coisas desagradáveis,
> como cansaço, sono, dores para amamentar e nas costas, olheiras,
> que não podem fazer escova progressiva
> ou pintar os cabelos...
> Tudo isso estava nas letras miúdas do contrato!
> Se não leram antes de assinar, agora 'já era'!!"

Sejam felizes!!!!!

AGRADECIMENTOS

Agradeço a Deus por guiar meus passos desde muito cedo, fazendo com que ouvisse meus sonhos e me empenhasse em realizá-los.

Agradeço a meus pais, Sidney e Yedda, por não me induzirem, mas sim me apoiarem incondicionalmente. Se hoje me dedico a cuidar das crianças e apoiar suas famílias que me procuram, é porque tive essa base familiar de cuidado e apoio.

Agradeço a minha família, em especial ao meu marido, Beto, e minha filha, Laís, pelo incentivo aos meus projetos, mesmo que isso tenha significado abrir mão de minha atenção e companhia em muitos momentos.

À minha secretária, Héllid, por suas opiniões e sugestões sempre pertinentes, engrandecendo meu trabalho e incentivando esse projeto.

Aos meus mestres, professores, *staffs*, preceptores e colegas, só tenho a agradecer pelo conhecimento que adquiri através de todos eles. A profissional que sou hoje é resultado do convívio e aprendizado com cada um.

Às mães, pais e avós de todos os meus pequenos, que me ensinaram muito nesses mais de 20 anos de pediatria, meu sincero obrigada! Sua confiança me impulsiona a querer ser melhor, e assim ser merecedora de cuidar de seus pequenos e grandes tesouros!

Rio de Janeiro, primavera de 2016
Liane Prudencio

Edição e Publicação de livros
que venham contribuir para o bem-estar,
alegria e crescimento de todos os seres.

contato@sementeeditorial.com.br

WWW.SEMENTEEDITORIAL.COM.BR

semente editorial